JN127154

うんこのつまらない話

三原　弘 著

富山大学附属病院
消化器内科

はじめに

　手に取って頂きありがとうございます．見た目では異常がないのに
お腹が痛い病気の研究を続けていたところ，慢性便秘症の診療ガイド
ラインの一員となりました．講演する機会が増えたものの，毎回，同
じ話をするうち，新薬も出そろったので，一度形にしておいた方が良
いかと思いました．南砺市民病院の大浦 誠先生から「三原先生に便秘
の本を書いていただいたらどうか」という提案が中外医学社にあった
ことがきっかけとなり，書籍化が始まりました．私は消化器内科医で
すが，医学教育専門家でもあり，読者の方が飽きずに勉強を進められ
るようにドリルと図を準備し，議論がある内容もあえて言い切りまし
た．便秘診療が少しでも改善される力になれば，この上ない幸せです．

　　　　令和元年 12 月

　　　　　　　　　　　　　　　　　　　　　　三 原　　弘

目 次

目　次

便秘の知識・実践を確認しましょう

便秘チェックリスト

1. 便秘症とは,（①　　　　）に排出できない状態で,（②　　　　）
   （③　　　　）（④　　　　）が悪化する可能性がある.

2. 便秘症になりやすい要因として,（⑤　　　　）（⑥　　　　）（⑦　　　　）
   の 3 つがあげられる.

3. 便秘症は大きく分けると（⑧　　　　）（⑨　　　　）（⑩　　　　）の 3 タ
   イプに分類される.

4. 自分が便秘だと思っている人が多い県は（⑪　　　　）（⑫　　　　）など
   で,人口に対する下剤の処方が多い県は（⑬　　　　）（⑭　　　　）など
   である.

5. 便秘症の分類のなかで（⑮　　　　）の腸管は過敏で,（⑯　　　　）の腸
   管は鈍感である.

6. 便秘症診療で,大事な身体所見は（⑰　　　　）で,（⑱　　　　）検査は,
   必ずしも必要でない.

7. 便秘症の生活指導の有効性について,（⑲　　　　）は場合により有効,
   （⑳　　　　）の有効性ははっきりせず,（㉑　　　　）は有効そうである.

8. 食事指導は,便秘のタイプにより,（㉒　　　　）性食物繊維,
   （㉓　　　　）性食物繊維,（㉔　　　　）を考慮する.

9. 便秘型過敏性腸症候群の治療の基本は（㉕　　　　）（㉖　　　　）
   （㉗　　　　）（㉘　　　　）である.

10. 便回数減少型便秘の治療はまず,（㉙　　　　）の摂取状況を確認してか
    ら,（㉚　　　　）を目指す.

11. 排便困難型便秘の治療は，まず，（㉛　　　）を目指して，効果がなければ（㉜　　　）（㉝　　　）療法を試みる．

12. マグネシウム剤の投与基準は（㉞　　　）g までで，eGFR が（㉟　　　）まで安全に投与できるが，（㊱　　　）の測定が必要である．

13. オリゴ糖（ラクツロース）は（㊲　　　）と（㊳　　　），ルビプロストンは（㊴　　　）と（㊵　　　）に注意する．

14. ポリエチレングリコールで腹痛は改善（㊶　　　），問題になるのは（㊷　　　）ではないということと（㊸　　　）なことである．

15. エロビキシバットの他剤にはない特徴として（㊹　　　）の可能性があることだが，有害事象として（㊺　　　）に気を付ける必要がある．

16. 刺激性下剤の使い方は，（㊻　　　）が基本であり，漢方薬の下剤は（㊼　　　）を含むか含まないかで分けられる．

17. 下剤の使い分けは，（㊽　　　）（㊾　　　）（㊿　　　）を参考に決定する．

1 問＝1 点／50 点満点

解答は 76 ページ

JCOPY 498-14050

1章 慢性便秘症とは？

▶便秘とは，どんな状態なのか？

▍本来体外へ排出すべき糞便が十分量かつ快適に排出できない

便秘とはいったいどのような状態を指すのでしょう．実は"便秘"という言葉の定義は，これまではっきりとせず長らく混乱した状態が続いてきたのです．便秘か，便秘ではないか，については"便が毎日出るか，出ないか"，ということだけで判断されてきたのです．たとえば高カロリー輸液中で，そもそも便が作られにくい状態であるのに"排便がない"からという理由で"便秘症"として下剤が処方されたり，一方で強い排便困難があるのにもかかわらず，ただ"毎日便がある"ということだけで"便秘（病気）ではない"という判断で治療の対象にならずに放置されたりすることがあったのです．

そこで，慢性便秘症診療ガイドラインでは，

「便秘とは，本来体外へ排出すべき糞便を十分量かつ快適に排出できない状態」

と定義されました．

国際的な診断基準でも，6カ月以上前から症状があり，最近3カ月間では，いきみ，硬便，残便感，排便困難感，用手的排便介助が必要，排便回数減少のうち，2つ以上あることが便秘の診断基準となっています．便回数が少ないというだけでは便秘とは言えないのです．逆に，毎日便があっても，硬便で排便困難感があれば便秘とされるようになりました．

▶正常な排便メカニズムは？

▌生理的な状態に近づけることが，快便への近道（図1-1A）

　口から入った食べ物は，歯でかみ砕かれ唾液と混ぜ合わされた後，胃に送られます．胃では胃液と混ざり，一部が消化され十二指腸へ送られます．十二指腸では胆汁酸と膵液の働きで，栄養素の大半が吸収されやすい形になり，その栄養は小腸で吸収されます．

　胆汁酸の95％は小腸末端で吸収されますが，不溶性食物繊維に付着した残りの5％は大腸に送られ自然の下剤効果を発揮します．液状の食物残渣に腸内細菌などが加わり，1日半かけて大腸を通過する間に水分が吸収され，徐々に固まり下行結腸に留まります．不溶性食物繊維が便にボリュームを付け，水溶性食物繊維と，胆汁酸による刺激で分泌された粘液が便にヌメリケを付けます．移動が遅い場合（結腸移動遅延）や，移動能力があっても不溶性食物繊維の摂取量が少ない場合は，便にボリュームがないため移動に時間がかかり硬便になります．

　胃に食物が入ると，胃結腸反射で大蠕動が発生するなどして便が直腸に移動します．直腸で圧を感じると内肛門括約筋が反射的に緩んで便意を感じ，トイレで外肛門括約筋を意図的に弛緩させ腹圧をかけることで快便が得られることになるのです．このとき便が硬い（ブリストルスケール1～3）とバラバラになって残便感につながり，軟らかすぎ（ブリストルスケール5～7）ても，数回に分けないと排便できなくなります（図1-1B）．

　排便時の体位も重要です．図1-1Cのように立位～直立座位だと恥骨直腸筋により肛門直腸角が鋭角となり便が出にくいことがわかります．逆に，考える人姿勢，洋式トイレ用の足台，和式トイレのような体位の場合は，肛門直腸角が真っすぐに近づき排便が得られやすいことがわかります．便意を感じた時に排便を我慢すると，反射が起きにくくなり徐々に便秘となってしまいます．正常な排便メ

カニズムを理解して，それに従うようにすれば便秘になりにくいと
いえるでしょう．

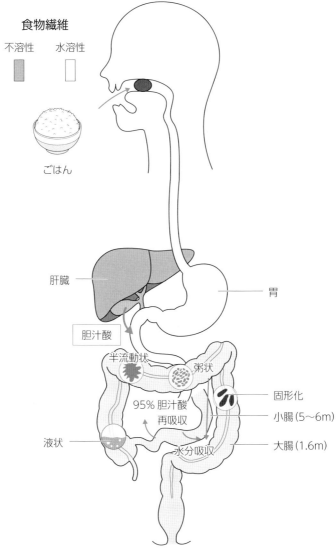

図 1-1A　便の形成過程

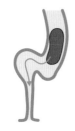
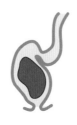
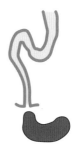

胃結腸反射
大蠕動により便が
降りてくる

降りてきた便が直
腸を刺激し，便意
を感じ，括約筋が
弛緩する

すっきり便
すっきりする

ブリストルスケール 4
（バナナの硬さの便）

1〜3
（硬い便）

5〜7
（軟便〜水様便）

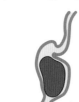
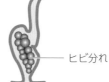

ヒビ分れ

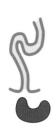
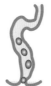

逆流

すっきり

残った嫌な感じ

逆流するため数回便を
しないといけない

図 1-1B　生理的排便とブリストルスケールでの変化

JCOPY 498-14050

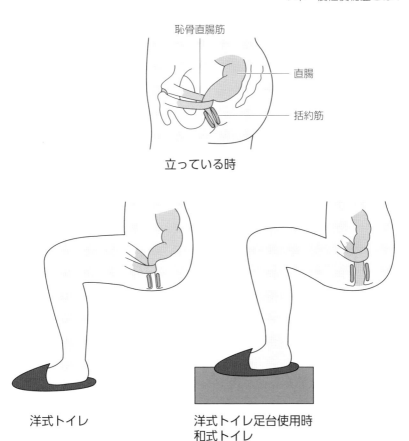

恥骨直腸筋

直腸

括約筋

立っている時

洋式トイレ

洋式トイレ足台使用時
和式トイレ

図 1-1C　体位と便の出やすさの関係

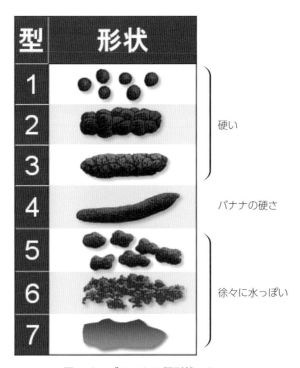

図 1-2　ブリストル便形状スケール

▶便秘の何が問題か？

▌死亡率と脳血管疾患が増加し，労働生産性が低下する

　　海外からの報告では，便秘は死亡率を 1.23 倍上昇させるとされています．また，踏ん張るためか高度便秘では循環器系死亡リスクが 1.5 倍，特に，脳血管疾患は 2 倍になるとされています．また，便秘患者では労働生産性が有意に低下することも示されています．ところが，便秘における大腸がんの相対リスクはむしろ 0.79 と低減するとされています．

　　それ以外では，パーキンソン病（オッズ比 6.5），多発性硬化症

（オッズ比5.5）になりやすいと複数の前向きコホート研究で示されています（図1-3）.

　また，週に2回以上，下剤を内服する人は大腸がんのリスクが約3倍という報告が東北大学からあり，下剤の使用方法を誤ると大腸がんの危険性が高まる可能性があります.

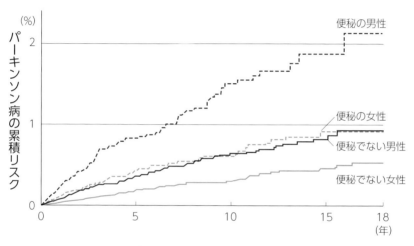

図1-3　便秘患者は3倍パーキンソン病になりやすいことを示したデンマークのコホート研究
(Elisabeth S, et al. Parkinsonism & Related Disorders. 2016; 28: 18-22 より改変)

▶なりやすさに年齢や地域差はあるのか？

▌高齢者と，壮年女性，寒い地域で便秘になりやすい⁉

　平成28年度国民生活基礎調査では，便秘症は高齢者と壮年の女性に高頻度であるようです.　高齢者の10〜18％が日常的に緩下剤を内服し，老人ホーム居住者の半数が内服しているとされています.

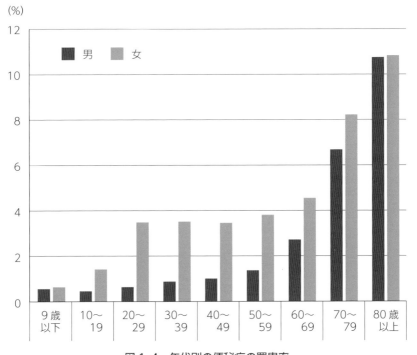

図 1-4　年代別の便秘症の罹患率
(厚生労働省 平成 28 年国民生活基礎調査より作成)

　都道府県別では，平成 26 年度の江崎グリコによる調査で，最も
自分を便秘だと思う県民の 1 位は富山県と京都府で 40%，次いで
3 位は徳島県で 39%，4 位は石川県の 37%，5 位は福井県の 36%
という結果でした．逆に快便の部 1 位は埼玉県で 21% でした．
　このようなデータもあります．平成 28 年の NDB オープンデー
タと人口動態調査から，各都道府県における下剤の処方箋数を人口
で割った下剤処方ランキングで，上位は，秋田県，青森県，岩手
県，北海道でした．先の江崎グリコの結果とは相関は見られません
でしたが，寒い地域は便秘の高リスク地帯なのかもしれません．ま
たデータからは，刺激性下剤と相関の強い順から，高齢化，低気

JCOPY 498-14050

温，毎日の飲酒，喫煙，30 分の汗をかく運動の非実施，降圧薬内
服などが続いていました．

　また参考程度の情報にはなりますが，県別に便秘の自覚，下剤処
方と様々な要因の頻度との関連を分析し因果関係を推定した地域相
関研究（ecological study）というものがあります．便秘の原因を
究明する手がかりになるかもしれません．

▶腸内細菌との関連は？

高齢になると短鎖脂肪酸を産生する菌が減少する．
オリゴ糖，食物繊維を適度に摂取することが重要

　腸内細菌は 100 兆以上，種類は 3 万種，重さは 1.5～2kg とも
いわれています．母親の消化管や腟の細菌叢を受け継ぎ，10 歳ぐ
らいで成人に近づき，高齢になると，Bacteroidetes 門が増加し，
短鎖脂肪酸を産生する *Bifidobacterium* と *Bacteroides* 属が減
少します．

　腸内細菌は善玉，悪玉，その中間の菌で構成されていて，ビフィ
ズス菌や乳酸菌などが善玉で乳酸や酢酸などを作り，腸内環境を整
えています．善玉菌はオリゴ糖や食物繊維で増加するとされていま
す．オリゴ糖は，大豆・たまねぎ・ごぼう・ねぎ・にんにく・アス
パラガス・バナナなどの食品にも多く含まれています．

　悪玉菌は，蛋白質や脂質・各種のストレス・便秘などで増加しま
す．過敏性腸症候群では，フィンランドの研究ですが，下痢型は
Streptococcus，便秘型は *Ruminococcus*，混合型は *Bactero-*
ides と *Allisonella* により特徴づけられたと報告されています．

▶食べ物で腸の菌叢はリセットされるか？

2 日間で変化する

　40 以上の異なる食事を通常のマウスと無菌マウスに与え，腸内

細菌叢との相互作用を調査した研究があります．薬剤による大腸炎は高蛋白食で悪化し，高繊維食で軽減しました．通常のマウスでの腸炎を，オオバコ，ペクチンおよびセルロースが軽減させ，カゼイン，メチルセルロースが重症化させました．高蛋白食により，普通のマウスでは糞便中の細菌密度と大腸炎重症度が増加しましたが，無菌マウスでは増加しませんでした．オオバコはご存知の通り雑草ですが，近年ダイエット食品として利用されています．また牛車腎気丸にも配合されています．カゼインは，乳製品に含まれ栄養補助剤や安定化剤として広く利用されています．

　大腸炎においてオオバコ食の予防効果は 2 日前から食餌を投与すれば十分に効果がありました．一方，中止後 2 日で効果が消失しました．

▶自律神経との関連は？

■"自律神経失調症"と便秘の関連ははっきりしない

　自律神経失調症は，日本心身医学会で「種々の自律神経系の不定愁訴を有し，しかも臨床検査では器質的病変が認められず，かつ顕著な精神障害のないもの」と暫定的に定義されています．また，国際疾病分類 ICD10 では，G90 Disorders of autonomic nervous system と分類されていますが，アメリカ精神医学会 DSM 分類では定義されておらず，独立した病気とは認められていません．

　このように，自律神経失調症自体の定義があいまいなので，便秘との関連は不明ですが，腸管運動は自律神経である迷走神経と交感神経のバランスで制御されていますので，自律神経の不調が便秘の原因になる可能性は十分に考えられます．その他，確立した概念として，糖尿病やパーキンソン病などでは自律神経が障害され便秘が見られます．

　一方，"便秘"を訴えるものの，下剤や繊維食品で反応しない患

者のなかに通常の結腸移動度であるが正常な便回数を誤解して異常
だと考えている場合や，異常肛門感覚・運動機能異常がある場合が
あります．

▶便秘の分類は？

█ 便秘型過敏性腸症候群，便回数減少型，排便困難型

　　慢性便秘症診療ガイドラインでは，さらに細かく分類されていま
すが，本書では，器質的，症候性，薬剤性を除外した後に，
- 便秘型過敏性腸症候群
- 便回数減少型
- 排便困難型

に分類することを推奨します．

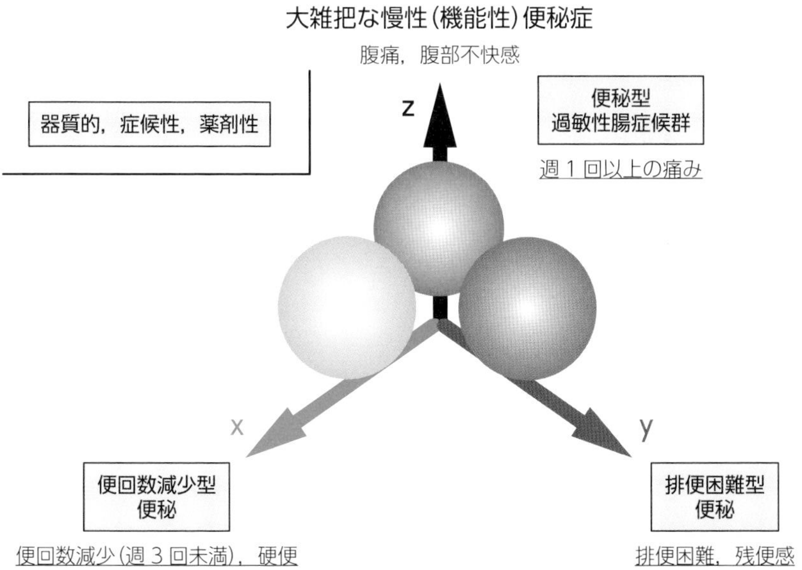

図 1-5　3 つの便秘症

　「便秘です」という主訴で受診した患者に便の回数だけ訊いて判断せず，腹痛，腹部不快感，排便困難感，残便感も聴取しましょう．便秘の有訴者率は全国民のうち，男性 2.5％，女性 4.6％（平成 28 年度国民生活基礎調査）であり，便秘型過敏性腸症候群は約 3％，排便困難型は便秘のうちの 10％強と推定されています．

▶重症度は？

▮ 便秘重症スコアで判定する

　便秘の重症度のスコアリングシステム（CSS）が存在しており，ご利用ください．

https://www.jstage.jst.go.jp/article/naika/102/1/102_83/_pdf

表 1-1　便秘スコア（CSS）

/ 30 点

	0	1	2	3	4
排便回数	3 回以上 / 週	2回 / 週	1回 / 週	1 回未満 / 週	1 回未満 / 月
排便困難：便を出すのに苦痛を伴う	なし	まれに	ときどき	たいてい	いつも
残便感	なし	まれに	ときどき	たいてい	いつも
腹痛	なし	まれに	ときどき	たいてい	いつも
排便に要する時間	5 分未満	5〜10 分	10〜20 分	20〜30 分	30 分以上
排便の補助の有無	なし	下剤	摘便 or 浣腸	—	—
トイレに行っても便が出なかった回数 / 24 時間	0	1〜3	3〜6	6〜9	10 回以上
排便障害の病悩期間(年)	0	1〜5	5〜10	10〜20	20 年以上

まれに　：1回 / 月未満
ときどき：1回 / 月以上だが 1回 / 週未満
いつも　：1回 / 日以上
たいてい：1回 / 週以上だが 1回 / 日未満

表 1-2　便秘スコア

	月　日		月　日		月　日		月　日	
排便回数								
排便困難: 便を出すのに苦痛を伴う								
残便感								
腹痛								
排便に要する時間								
排便の補助の有無								
トイレに行っても便が出なかった回数 / 24 時間								
排便障害の病悩期間（年）								
合計点								

▶原因は？

器質的，症候性，薬剤性を除外．中年女性はプロゲステロン．高齢者の便秘の原因は不明

　　一次性の原因は不明ですが，二次性の原因リストを表にしました（表 1-3）．便秘患者で降圧薬を内服していたら，カルシウム拮抗薬が原因ではないかと疑い，ARB などに変更してみましょう．便秘が消失する可能性もあります．他に基礎疾患として，抗コリン薬が使用されうる排尿障害，神経疾患を確認する必要があります．

　　便秘に合併する非消化器疾患として，パーキンソン病（オッズ比6.5），多発性硬化症（オッズ比 5.5）などが知られており，便秘が神経疾患の初発症状であるかもしれないという視点がとても大事です．

表 1-3　二次性便秘症の原因

器質的	大腸癌 大腸，直腸，肛門狭窄 直腸瘤・直腸重積 偽性腸閉塞 巨大結腸	薬物	オピオイド 抗コリン薬 カルシウム拮抗薬 抗けいれん薬 向精神薬 鎮痙薬 ヒスタミン H₁ 受容体拮抗薬 制吐薬
神経疾患	脊髄病変 脳梗塞 パーキンソン病 多発性硬化症	その他	アミロイドーシス 全身性硬化症 重金属中毒
代謝障害	糖尿病 高カルシウム血症 低カリウム血症 低マグネシウム血症 甲状腺機能低下症 尿毒症		

▶腸管の過敏性は？

▌過敏性腸症候群は過敏，排便困難型は鈍感

　　過敏性腸症候群の患者は，健常者に比べて圧や温度で痛みを感じやすいことがわかっています．そのため，大腸で過発酵を起こす食物（FODMAP）を食べるだけで腹痛が生じることがあります（FODMAP の詳細は第 2 章 31 頁）．排便困難型便秘では，健常者に比べて高圧でも痛みを感じにくい一方，脳での反応は健常者と差がないため，腸管の圧の感受性自体に異常が生じていると考えられています（図 1-6，1-7A，B）．

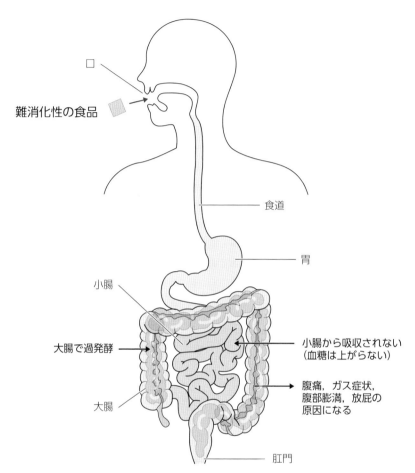

口

難消化性の食品

食道

胃

小腸

大腸で過発酵

大腸

小腸から吸収されない
（血糖は上がらない）

腹痛，ガス症状，
腹部膨満，放屁の
原因になる

肛門

図 1-6　腸が過敏な過敏性腸症候群は難消化性の食品で腹痛が起きるイメージ図
過敏性腸症候群では腸内で圧を感じやすい.

▶大腸の長さは便秘と関連？

▌特別長い場合以外は関係ない

　　　　慢性便秘症診療ガイドラインには，「腸管の長さと便秘の関連性について一定のコンセンサスは得られていない」とあります．注腸X線検査の結果からは，便秘は結腸の長さに正の相関を認め，結腸過長症の有症状率が高いとの結果がある一方，結腸過長症と腸管機能に相関関係はなかったとの報告もあります．

　　　　たしかに，大腸内視鏡を行うと，通常大腸は長さが約150cmですが，内視鏡の挿入が難しく伸びてしまうと200cm以上になることがあります．逆にアコーディオンのように短縮できれば80cmぐらいにまでなり，観察するタイミングで大腸の長さが変わるので便秘との関係を正確に評価することは難しいのかもしれません．

▶直腸低感受性とは？

▌直腸の圧受容器の不調，病態解明のキー

　　　　直腸内で圧を感じにくい状態のことを直腸低感受性（rectal hyposensitivity）といい便秘症の23％で見られ，便排出障害と密接に関連しています．脳内の信号伝達過程は健常人と差がないのですが，直腸刺激に対して鈍く，また，脳への伝達が遅れているために起こると考えられています（図1-7A，B）．病態解明が便秘の根治療法につながる可能性があります．

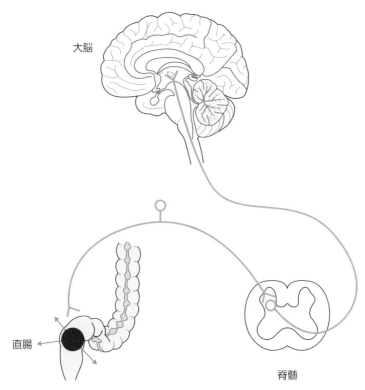

大脳

直腸

脊髄

図 1-7A　直腸圧の上昇を脳で感知する経路
排便困難型では直腸内で圧を感じにくい.

	健常者	直腸低感受性
痛みを感じる電流	24 mA	59 mA

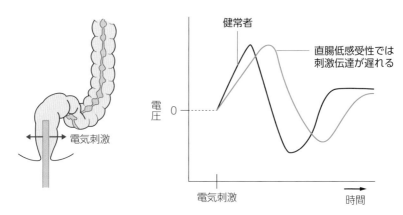

図 1-7B　直腸低感受性では，刺激を感じにくく脳への伝達も遅れる
(Burgell RE, et al. Neurogastroentel Moti. 2013; 25: 260-e168 から改変)

▶検査にはどんなものがある？

▌大腸内視鏡検査は必ずしも必要なく，難治例には直腸指診を

　　通常，直腸には便は存在しません．しかし，もし直腸に便があれば，そのときは糞便塞栓を疑います．また便意がない，ということであれば直腸低感受性の可能性を考えます．

　　女性では直腸前壁が腟側に膨隆する場合は直腸瘤を疑います．肛門の締りが強いと排便困難感の原因となります．通常，努責時は，肛門括約筋は弛緩しますが，収縮する場合は骨盤底筋協調運動障害の可能性が高くなります．

　　大腸内視鏡は大腸がんなどの器質的疾患の除外，腸管運動異常や挿入困難など，便秘の病態推測に役立つこともありますが，便秘自

体は大腸がんの危険性を上げる（相対リスク 0.79）ものではあり
ません．そのため警告症状（排便習慣の急激な変化，予期せぬ体重
減少，血便，腹部腫瘤，腹部波動，発熱，関節痛），危険因子（50
歳以上での発症，大腸器質的疾患の既往歴，大腸器質的疾患の家族
歴）がなければ大腸がんは検診でスクリーニングとなります．

参考文献

1）日本消化器病学会関連研究会．慢性便秘の診断・治療研究会．慢性便秘
症診療ガイドライン 2017．東京: 南江堂; 2017．（ガイドライン）
2）Lacy BE, Mearin F, Chang Lin, et al. Bowel disorders. Gastroente-
rology. 2016; 150: 1393-407．（ガイドライン）
3）Chang JY, Locke GR 3rd, McNally MA, et al. Impact of functional
gastrointestinal disorders on survival in the community. Am J Gas-
troenterol. 2010; 105: 822-32．（慢性便秘症と死亡率上昇を示した大規
模コホート試験）
4）Honkura K, Tomata Y, Sugiyama K, et al. Defecation frequency
and cardiovascular disease mortality in Japan: The Ohsaki cohort
study. Atherosclerosis. 2016; 246: 251-6．（日本における排便頻度と
循環器系疾患死亡リスクとの関連: 大崎国保コホート研究）
5）Sun SX, Dibonaventura M, Purayidathil FW, et al. Impact of chronic
constipation on health-related quality of life, work productivity,
and healthcare resource use: an analysis of the National Health
and Wellness Survey. Dig Dis Sci. 2011; 56: 2688-95．（便秘患者の
QOL，労働生産性が低いことを示した報告）
6）Choung RS, Rey E, Richard Locke G 3rd, et al. Chronic constipation
and co-morbidities: A prospective population-based nested case-
control study. United European Gastroenterol J. 2016; 4: 142-51.
（便秘と合併する非消化器疾患）
7）Watanabe T, Nakaya N, Kurashima K, et al. Constipation, laxative
use and risk of colorectal cancer: The Miyagi Cohort Study. Eur J
Cancer. 2004; 40: 2109-15．（下剤使用と大腸がんのリスク上昇を示し
た東北地方のコホート研究）
8）平成 28 年 国民生活基礎調査の概況 https://www.mhlw.go.jp/toukei/
saikin/hw/k-tyosa/k-tyosa16/index.html（2019/05/19 アクセス）
9）江崎グリコ株式会社．全国 4,700 名に聞きました！　都道府県別"快便"

&"難便"ランキング発表！　https://www.glico.com/assets/files/20141015+NR 都道府県別便秘調査＿1.pdf（2019/05/19 アクセス）
10）NDB オープンデータ https://www.mhlw.go.jp/stf/seisakunitsuite/bunya/0000177182.html（2019/5/19 アクセス）
11）三原　弘, 他. 平成 28 年度 NDB オープンデータを用いた慢性便秘症の地域相関分析. 消化器病学会雑誌. 2019; 116(臨増): A767.（低気温と便秘の関連を示唆したポスター発表）
12）福田真嗣. おなかの調子がよくなる本. 東京: KK ベストセラーズ; 2016.（腸内細菌の詳しい内容をわかりやすく解説してくれている）
13）Llewellyn SR, Britton GJ, Contijoch EJ, et al. Interactions between diet and the intestinal microbiota alter intestinal permeability and colitis severity in mice. Gastroenterology. 2018; 154: 1037-46.（食餌が腸内細菌に与える影響を動物実験で示している）
14）Miwa H. Prevalence of irritable bowel syndrome in Japan: Internet survey using Rome Ⅲ criteria. Patient Prefer Adherence. 2008; 2: 143-7.
15）Kubo M, Fujiwara Y, Shiba M, et al. Differences between risk factors among irritable bowel syndrome subtypes in Japanese adults. Neurogastroenterol Motil. 2011; 23: 249-54.（この 2 つの報告から日本の便秘型過敏性腸症候群は人口の約 3％と推測される）
16）大久保秀則, 中島　淳. 難治性便秘. 日内会誌. 2013; 102: 83-9.（便秘重症度スコアの日本語版が掲載されている）
17）Shepherd SJ, Parker FC, Muir JG, et al. Dietary triggers of abdominal symptoms in patients with irritable bowel syndrome: randomized placebo-controlled evidence. Clin Gastroenterol Hepatol. 2008; 6: 765-71.（果糖が過敏性腸症候群に腹痛を生じさせることを示した報告）
18）Shepherd SJ, Lomer MC, Gibson PR, et al. Short-chain carbohydrates and functional gastrointestinal disorders. Am J Gastroenterol. 2013; 108: 707-17.（FODMAP の成分を示した報告）
19）Shepherd S, Gibson P. The Complete Low-FODMAP Diet: A Revolutionary Plan for Managing IBS and Other Digestive Disorders. Experiment; 2013.（低 FODMAP 食を紹介する書籍）
20）Burgell RE, Scott SM. Rectal hyposensitivity. J Neurogastroenterol Motil. 2012; 18: 373-84.（排便困難型では特に直腸内で圧を感じにくい）
21）Gupta M, Holub J, Knigge K, et al. Constipation is not associated

with an increased rate of findings on colonoscopy: results from a national endoscopy consortium. Endoscopy. 2010; 42: 208-12. (便秘は大腸がんの相対リスク 0.79 とむしろ低減される)

22) The AGA Institute Medical Position Panel consisted of the lead technical review author. American Gastroenterological Association medical position statement on constipation. Gastroenterology. 2013; 144: 211-7. (警告症状のない便秘症は, 必ずしも大腸内視鏡は不要である)

2章 便秘の治療法

▶患者さんの不満は？

▌膨満感が良くならない

　　便秘治療への不満足度を評価した海外のアンケート調査によると，治療として食物繊維の摂取が選択されたときに，膨満感の改善がないことが最も不満であるという結果がでました．これは，過敏性腸症候群では食物繊維が腹満感を増悪させることがその原因であると思われます．

　　また，過敏性腸症候群に対して浸透圧性下剤（ポリエチレングリコール）が処方されると，排便回数を増やしますが腹部不快感や腹痛は改善しないことから，明確に示した研究はありませんが，同じ浸透圧性下剤であるマグネシウム剤もおそらく同様な結果になると予想されています．

JCOPY 498-14050

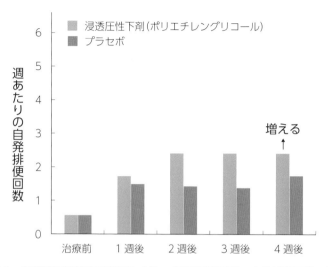

図 2-1A　便秘型過敏性腸症候群に対して浸透圧性下剤で自発排便回数は増える
(Chapman RW, et al. Am J Gastroenterol. 2013; 108: 1508-15 [2] より改変)

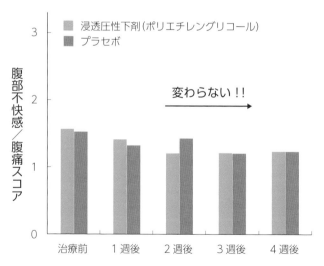

図 2-1B　便秘型過敏性腸症候群に対して浸透圧性下剤で腹部不快感／腹痛は
　　　　改善しない
(Chapman RW, et al. Am J Gastroenterol. 2013; 108: 1508-15 [2] より改変)

▶治療アルゴリズムは？

▍二次性の次は，便秘型過敏性腸症候群を除外する

器質的，薬剤性，症候性の二次性便秘を除外して，全便秘患者に
有効な排便姿勢の指導を行った後は，まず便秘型過敏性腸症候群が
ないか，腹部不快感と腹痛がないか確認しましょう．便秘型過敏性
腸症候群では，食事指導が他の便秘症と真逆で，浸透圧性下剤は効
果がなく，腹部不快感，腹痛を改善することのできる薬剤が存在し
ているからです．腹部不快感，腹痛がないことが判明してから，排
便回数減少型と，排便困難型に分けて個別に対応していきましょ
う．

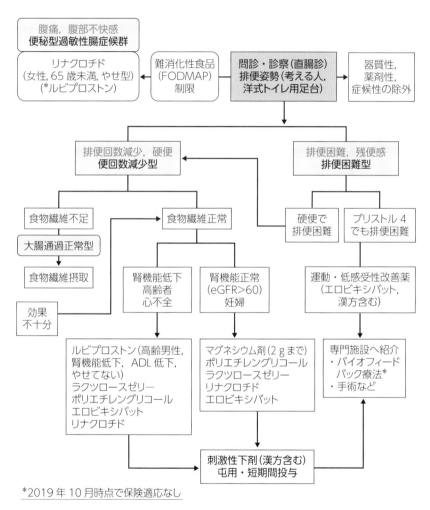

図 2-2　便秘診療アルゴリズム（私案）

*2019 年 10 月時点で保険適応なし

▶生活指導は？

▮「考える人姿勢」と洋式トイレ用足台

長期臥床と食物繊維不足が便秘を誘発することはわかっています

が，運動や食物繊維の摂取が必ずしも便秘解消に役立つとはいえません．そこで，ここでは効果的な排便姿勢を提案したいと思います．前屈したり，蹲踞姿勢に近づいたりすることで，直腸と肛門が真っすぐになり効果があるからです（図 1-1C 参照）．

　22 人の排便困難型患者に「考える人姿勢」をさせると有意に直腸と肛門の角度がなくなり，半数で完全排泄が得られたとという報告や，また，洋式トイレ用の足台を用いると，使用群でいきみ，残便感が有意に改善し，排便にかかる時間も 1 分短縮されたという報告があります．

▶ 快便は何秒か？

▎目指せ 0.85 分

　排便時間についてのいくつか検討事例があります．健常者 28 人（17〜66 歳，男女）で快便を得られるまでの正味時間の平均を排便姿勢で比較すると，

- スクワット姿勢（和式トイレ様）　　0.85 分
- 低い便座（高さ 31〜32cm）　　　　1.9 分
- 高い便座（高さ 41〜42cm）　　　　2.16 分

でした．

　女性（18〜80 歳）のみの平均排便時間は 5〜6 分という報告もあります．

　便秘者も含む研修医等 52 人が洋式トイレ用足台を使用すると，使用時にはいきみ，残便感が有意に改善し，排便にかかる時間も 5.60 分から 4.24 分に有意に短縮され，対象者の 67.3％が研究終了後も使用を希望したという結果があります．快便を目指すなら，トイレ内では，読書をするよりも，スクワット姿勢が効果的のようです．

▶食事と排便の関係は？

▌朝食は大事？

　　　1913 年に Herts と Newton らは，少量の食物を摂取すると大腸に大きな収縮が発生することを発見し，これを「胃結腸反射」と名付けました．また，胃結腸反射は感情に影響されて便意を催し排便を起こすことも報告しました．その後，複数の研究者により追試され，1935 年（昭和 10 年）に京都大學大學院學生醫學士小林源藏博士はイヌで同様の反射を確認し，両側の迷走神経を切断しても反射が消失せず，食餌を胃ろうから直接胃内に投与すると，胃結腸反射が消失することから，「胃に食べ物が入ったことではなく，食べたという精神的・感情的な刺激が大腸を動かす」，例えば，遅刻しそうになり慌てて朝食を食べた場合，時間が気になって食べることに意識が向いていないような場合は反射が起こりにくくなるのかもしれない，ということです．また，小児での報告ですが，朝食を抜くと毎日便がでない危険性が上がると報告されています（オッズ比 1.23）．

▶運動療法の効果は？

▌30 分の汗をかくぐらいの運動ならば便秘予防・改善に効果的かもしれない

　　慢性便秘診療ガイドラインによると，

- 「適度な運動では腸機能に変化をもたらさないが，ジョギングなどの活発な運動は消化管の活動性を高め，便秘の抑止効果があり，高齢者に関しても同様に活発な運動は便秘のリスクを減少させる」
- 「健康な若い男性の大腸通過時間が，有意差がないものの休息時と比較して軽運動によって短縮する」
- 「腹壁マッサージが慢性便秘の症状の改善に有効であるとする

　　　　無作為割付け試験」
の記載があります.

　　副交感神経活性化, 腸蠕動運動・肛門括約筋トレーニングの効果
については今後の比較試験が求められます. NDB オープンデータ
のデータからも 30 分の汗をかく運動をする県では, 刺激性下剤が
使用されない傾向があります.

▶心理行動療法の効果は？

▌便回数ではなく, 痛みや QOL 改善に役立つ可能性がある

　　慢性便秘症診療ガイドラインには,「腹痛を有し便通異常の有無
は問わない女性の機能性消化管障害患者 215 名を対象に, 認知行
動療法と, 単に疾患に対する教育を行う群を比較した無作為前向き
研究で, 認知行動療法はこれらの患者に対して, 治療に対する満足
度, 痛みスコア, QOL などの評価指標において, 有意に有効であっ
た. 過敏性腸症候群全般に対してはある程度の症状軽減効果が認め
られている. 便秘型過敏性腸症候群に対して, 催眠療法, リラク
ゼーション法は, 少数の検討ではあるが便秘症状を改善した」と研
究が紹介されています.

▶食事との関連は？

▌食物繊維と FODMAP

　　食物繊維が便秘に与える影響は, 摂取する食物繊維の種類と便秘
のタイプによって変わってきます. 食物繊維には, 水溶性と不溶性
があり, 水溶性食物繊維はゲル状となり便を柔らかくします. 不溶
性食物繊維は血糖上昇を抑える役割を果たし, 水分を吸って膨らみ
便量を増やし, 胆汁酸を運搬しますが腹満を増強させてしまいま
す. 結論を先に言うと, 食物繊維の摂取は大腸の運動が正常で, も
ともと繊維の摂取量が少なかった患者にしか効果がありません. 実

　際，大腸の運動を限定せず，便秘患者に水溶性食物繊維を豊富に含んだごぼう茶が投与されても便秘は改善しなかったとされています．

　また，食物繊維のなかには，FODMAP と呼ばれる消化しづらく腹満の原因となりえる成分を含むものがあります．FODMAP は Fermentable 発酵，Oligosaccharides オリゴ糖，Disaccharides 二糖類，Monosaccharides 単糖類，And Polyols ポリオールの頭文字をとったものです（表 2-1）．これらの成分を含むものを FODMAP と呼びます．表 2-2 に青で示しました．日本での位置づけは今後の課題となっています．健康のために過剰に摂取している大麦，りんご，カリフラワーなどが，実は腹満の原因になっていないか確認してもよいでしょう（表 2-2）．

表 2-1　FODMAP に含まれる食品

	頭文字	このカテゴリの化合物	これらの化合物を含む食品
F	Fermentable 発酵		
O	Oligosaccharides オリゴ糖	フルクタン，ガラクトオリゴ糖	小麦，大麦，たまねぎ，にんにく，えんどう豆，ピスタチオ，まめ科植物
D	Disaccharides 二糖類	乳糖	ミルク，カスタード，ヨーグルト
M	Monosaccharides 単糖類	フルクトース	りんご，なし，マンゴー，チェリー，すいか，はちみつ
A	And		
P	Polyols ポリオール	ソルビトール，マンニトール，マルチトール，キシリトール	りんご，なし，チェリー，もも，プラム，すいか，きのこ，カリフラワー

表 2-2　食品に含まれる水溶性・不溶性食物繊維と FODMAP

g/100g	水溶性食物繊維	不溶性食物繊維	FODMAP
こんにゃく　精	73.3	6.6	
きくらげ　乾	6.3	73.1	
しいたけ　乾	3	38.0	
チアシード　乾	5.7	31.2	
小麦	0.7	13.6	O
やまごぼう	3.1	3.9	
バナナ　乾	2	5.0	
大麦	3.6	2.7	O
そば　そば米	1	2.7	
マッシュルーム	0.2	3.2	P
カリフラワー	0.7	2.5	P
たまねぎ　生	0.7	2.3	O
にんじん　根	1.1	1.8	
キウイフルーツ	0.7	1.8	
りんご	0.6	1.9	MP
もやし　生	0.2	2.1	
米	0.2	1.6	
すいか	0.1	0.2	MP
乳酸菌飲料	0.2	0	D
有塩バター	0	0	

(日本食品標準成分表 2015 年版（七訂）追補 2018 年に FODMAP を追記)
http://www.mext.go.jp/a_menu/syokuhinseibun/1411592.htm

　こんにゃくは水溶性，きくらげ，チアシードは不溶性です．小麦やたまねぎは不溶性繊維が多く，かつ，FODMAP であり，大麦は，水溶性線維が多く，かつ FODMAP です．ひとくちに食物繊維といっても色々な種類があるので，同じ食事指導であっても便秘のタイプによっては薬にも，毒にもなる，ジキルとハイドの関係にあるようです．

▶食事指導は均一でいい？

▌過敏性腸症候群，大腸移動度，便排出障害で異なる

　便秘のタイプ別に，水溶性・不溶性食物繊維，FODMAP の効果を有効（◎），害はない（○），無効または有害かもしれない（×）で表にしてみました（表 2-3）．不溶性食物繊維と FODMAP については，便秘のタイプによっては薬にもなるし，毒にもなることがよくわかります．FODMAP リストも掲載します（表 2-1）．

表 2-3　便秘タイプ別の食品の影響

タイプ	不溶性食物繊維	水溶性食物繊維	FODMAP
過敏性腸症候群	×	○	×
結腸移動正常	◎	◎	○
結腸移動遅延	○	◎	○
便排出障害	×	○	○

▶注目のたべものキウイ

▌キウイは長期に便回数を増加させ，腹部不快感も減少させるが，値段が高い

　キウイフルーツを便秘や過敏性腸症候群の患者が毎日 2 個食べるか，抽出成分の錠剤を内服すると便形状と回数が改善するという

複数の報告があります．キウイフルーツに含まれるアクチニジンという蛋白分解酵素が関与していることが示唆されています．一方で，キウイフルーツ2個は，約200円で，よほど好きでない限りは続けることは難しいように思われます．

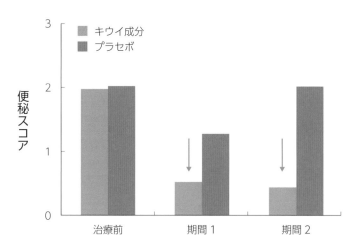

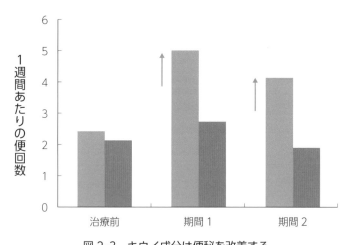

図 2-3　キウイ成分は便秘を改善する
(Weir I, et al. Asia Pac J Clin Nutr. 2018; 27: 564-71 より改変)

▶乳酸菌・発酵食品は有効？

▌善玉菌は過敏性腸症候群には有効だが，エサになるオリゴ糖は有害？

　　　ビフィズス菌や乳酸菌などの善玉の腸内細菌が乳酸や酢酸などを作ることで腸内環境を作ります．また，オリゴ糖や食物繊維で善玉の腸内細菌が増加します．常在化はしないと考えられますが，乳酸菌，発酵食品，ヨーグルトを積極的に摂取する有用性も報告されています．

　　　一方で，オリゴ糖は，FODMAP の O であり，ヨーグルトには乳糖（二糖類 D）を含んでいるので食べると膨満感の原因になります．つまり，便秘型過敏性腸症候群には，ビフィズス菌や乳酸菌の内服は効果がありますが，オリゴ糖や乳糖を含む食品は避けた方が無難で，腹痛や腹満感のない便秘では積極的な摂取がよいのかもしれません（表 2-1, 2-3）．

▶便秘型過敏性腸症候群の治療は？

▌消化器病学会の診療ガイドラインを参考にする

　　　一般診療においては，生活に支障が出る程度の腹痛，あるいは腹部不快感が長期にあり，排便と関連しており，便回数減少，硬便や排便困難があれば，便秘型過敏性腸症候群と捉えてもよいでしょう．

　　　患者-医師関係を形成し，食事，生活習慣を改善し，プロバイオティクス・高分子重合体，粘膜上皮機能変容薬〔リナクロチド（保険適応は便秘型過敏性腸症候群と慢性便秘症），ルビプロストン（保険適応は慢性便秘症）〕を投与し，改善なければ下剤を投与しますが，アントラキノン系下剤（大黄，センナ，アロエなど）の常用は避けます．それでも改善ない場合は，第 2 段階目に進みます（図2-4）．

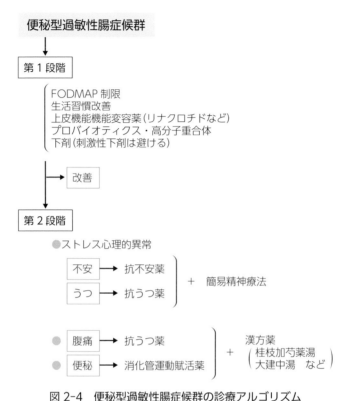

図 2-4　便秘型過敏性腸症候群の診療アルゴリズム
（過敏性腸症候群（IBS）診療ガイドライン 2014 などを参考に作成）

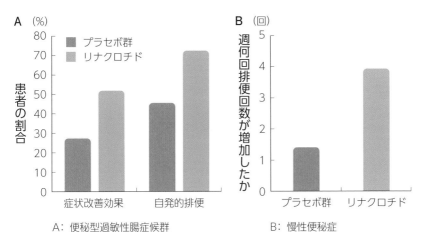

図 2-5　便秘型過敏性腸症候群と慢性便秘症に対するリナクロチドの効果
（承認時評価資料より改変引用）

A: 便秘型過敏性腸症候群
　・85%女性，平均 約 40 歳
　・単回反応率 72.3%
　・主な副作用　下痢 9.2%

B: 慢性便秘症
　・女性多い，約 40 歳

▶リナクロチドとは？

▌小腸大腸上皮に作用し，Cl 分泌の刺激と，内臓痛を改善する下剤

　　病原性大腸菌による下痢は，cGMP 上昇による Cl 分泌が原因であることが 90 年代に判明していますが，その cGMP を合成するグアニル酸シクラーゼ C を刺激するリナクロチド（リンゼス®）が便秘型過敏性腸症候群と，慢性便秘症に保険収載されました．

　　合成された cGMP が神経に作用して内臓痛を改善させます．国内臨床試験で症状改善，便回数増加が報告されました．処方にあたっては 9.2%に下痢の副作用があることと，また他の便秘症治療薬（新薬を除く）で効果不十分な場合に使用が限られることに注意が必要です（図 2-5，2-6）.

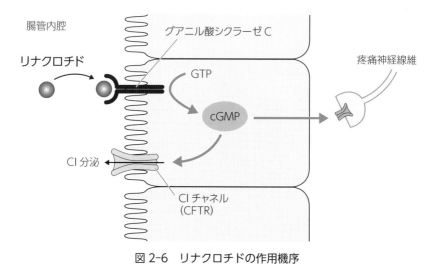

図 2-6　リナクロチドの作用機序
(Castro J, et al. Gastroenterology. 2013; 145: 1334-46 より改変)

▶ルビプロストンとは？

Cl チャネルの直接刺激で Cl と粘液分泌を刺激する下剤で，嘔気と妊婦に注意

　　ルビプロストン（アミティーザ®）は，小腸上皮の Cl チャネル（CIC-2）を刺激し，Cl と水分分泌を促進します．慢性便秘患者を対象とした臨床試験では，早期に排便回数が増加し，硬便やいきみ，腹部膨満感も改善しました．妊婦には禁忌で，肝機能・重度腎機能障害時は慎重投与です．悪心が 2 割に見られますが，体格のよい高齢男性では特に嘔気が出現しにくく，食直後の内服，12μg 製剤などで必要最低量の使用，イトプリド併用（保険適応外）で吐き気が予防されます．他の便秘症治療薬（新薬を除く）で効果不十分な場合に使用が限られることに注意が必要です．また，研究段階ですが慢性腎不全の進行を抑える可能性もあるようです（図 2-7）．

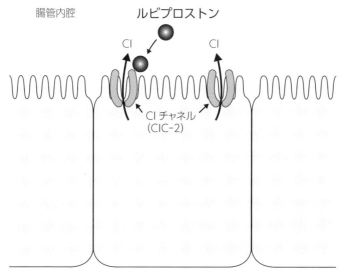

図 2-7　ルビプロストンの作用機序
(医薬品インタビューフォームより改変)

▶抗不安薬，抗うつ薬は有効？

▌腹痛，腹部不快感があるのかないのかで，有効にもなり，有害にもなる

慢性便秘症の過半数にうつ，不安などの心理的異常を認め，心理的異常のスコアが健康者に比して高いとされていますが，抗うつ薬や抗不安薬で便秘症状が改善するとの報告はありません．逆に，抗うつ薬や抗不安薬の抗コリン作用で，薬剤性便秘を誘発しかねません．一方で，過敏性腸症候群では，抗うつ薬や抗不安薬による症状緩和効果が示されています．やはり，腹痛，腹部不快感があるのかないのかが非常に重要です（図 2-2, 2-4）．

▶市販薬は？

▌結構，刺激性下剤が入っている

　　薬局で購入できる第 2 類・第 3 類医薬品の下剤を表 2-4 にまとめました．刺激性下剤を含む下剤がいかに多数市販されているかがわかります．また，名前だけでは，刺激性下剤が入っているのかわかりにくいものもあり，成分まで確認する必要があるでしょう．ビオフェルミン便秘薬と新ビオミット S にピコスルファート，新コッコアポ A 錠，ナイシトール 85 に大黄が含まれています．また，腰回りがやせるかのようなネーミングも気になり，下剤でやせる，というのは誤解を与えないでしょうか？

表 2-4　第 2 類・第 3 類医薬品の下剤（配合により重複あり）

塩類下剤	酸化マグネシウム E 便秘薬 コーラック Mg スルーラック　デルジェンヌ スラーリア便秘薬　など	センナ	本草センナ顆粒 井藤漢方センナ錠 I 皇漢堂センナ錠 ビタトレール　センナ顆粒 ベクニスドラッジュ サイラックス 新大草　延寿丸 ウエストン S など 100 種類
膨潤性 下剤	ウィズワン コーラックファイバー サトラックス　など		
浸潤性 下剤	コーラック II サトラックスエース 新ビオミット S コーラックファースト　など	大黄含む 漢方	タケダ漢方便秘薬 皇漢堂　漢方便秘薬 センナ大黄甘草便秘錠
ピコスル ファート	新サラリン スルーラック S コーラックソフト ビオフェルミン便秘薬 コーラック カイベール C ビタトレールストレナール S 新ビオミット S スリムラック ウエストンピンク　など	浸潤性下剤，ピコスルファート，センナ，大黄には大腸を刺激する成分が含まれています．	

▶ 高分子重合体は？

▌ 過敏性腸症候群では，腹痛，腹部膨満を改善する

　　　ポリカルボフィルカルシウムは非溶解性の親水性ポリアクリル樹
脂の 1 種で，消化管内水分保持作用および消化管内容輸送調節作
用という 2 つの作用，すなわち水溶性繊維としての作用があり，
下痢にも便秘にも効果が期待できます．

　　　プラセボを対照としたランダム化比較試験，および日本における
大規模臨床試験でその有効性が報告されています．しかし，慢性便
秘症に対する有効性を示す報告はなく，保険適応もないのが現状で
す．

▶ 便回数減少型便秘の治療は？

▌ 食物繊維摂取量を適正化して，必要なら薬剤でブリストルスケール 4 を目指す

　　　便が週 3 回未満で，硬便（ブリストルスケール 1〜3）で，腹部不
快感，腹痛がなければ便回数減少型便秘となります（図 2-2，2-8）．
大腸通過速度が正常であれば，食物繊維摂取で快便が得られます．
改善ない場合は，薬剤によりブリストルスケール 4 を目指します．
マグネシウム剤は腎機能低下，高齢者，心不全で使用しにくく，外
来レベルだと eGFR 30mL／min／1.73m^2 以上で 1g までは血清マ
グネシウムは上昇せず，入所中の高齢者では eGFR 60mL／min／
1.73m^2 以上で上限 2g まで血清マグネシウム測定をしながら使用
します．

　　　ルビプロストンは体格のよい高齢男性が良い適応で，妊婦を含め
若い女性は使いにくいです．リナクロチドは 65 歳未満の女性が良
い適応です．屯用／短期間のみ刺激性下剤（大黄を含む）を使用し
てもよいでしょう．

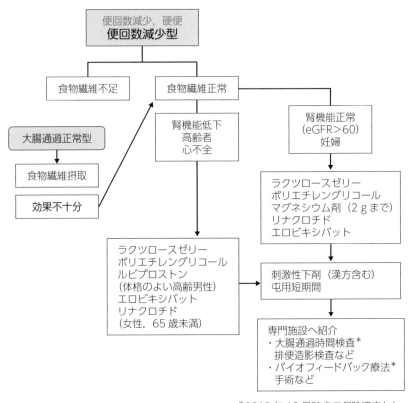

図 2-8　便回数減少型便秘の診療アルゴリズム（私案）

▶排便困難型便秘の治療は？

硬便を改善しても改善なければ，エロビキシバット，漢方，バイオフィードバック療法

　　　排便困難，残便感があれば排便困難型便秘症となります（図 2-2，2-9）．努責時にも外肛門括約筋が弛緩せず，むしろ収縮する場合は骨盤底筋協調運動障害の可能性が高くなります．また，直腸内に残便があっても残便感がない場合は，直腸低感受性が疑われます．

　長期臥床を避け，排便時に考える人姿勢をするか，洋式トイレ用足台を使用するようにします．ベッド上で排便が必要な場合は，頭側をギャッチアップして，膝をかかえるようにします．食物繊維の摂取や，薬剤でブリストルスケール4を目指します．

　消化管蠕動や腸管の感受性を改善させる薬剤で効果が見られるかもしれません．動物実験ではありますが，直腸を胆汁で刺激すると，感受性が亢進することが報告されており，エロビキシバットが効果がありえます．排便困難型便秘は難治性であり，バイオフィードバック療法のため専門施設へ紹介する場合もあるでしょう．

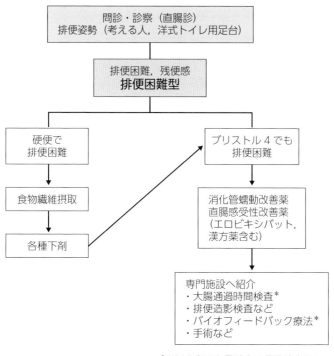

図2-9　排便困難型便秘の診療アルゴリズム（私案）

▶マグネシウム剤が向いている方は？

若年で，腎・心機能良く，腹部不快感・腹痛なく，費用が気になる場合．または，妊婦

　マグネシウム剤（MgO）は，胃内で HCl と反応し，$MgCl_2$ となり，腸内で $NaHCO_3$ と反応し，$Mg(HCO_3)_2$ となり，腸へ水分を誘導します．2g で薬価 20 円と最も安価です．2015 年に腎機能が正常な場合や通常用量以下の投与であっても，高マグネシウム血症により重篤な転帰をたどった例が報告され，腎機能正常でも，長期または，高齢者で血清マグネシウム測定が必要となりました．

　1 日上限 2g，eGFR $60mL/min/1.73m^2$ あれば，安全に投与できます．活性型ビタミン D_3 製剤との併用で高マグネシウム血症が生じやすく，PPI との併用でマグネシウム剤が 1.2 倍必要になるなど併用薬にも注意が必要です．PPI 投与中は，マグネシウム剤が 2g 以上必要になることが多いとも報告されています．一方で，新薬は既存薬で効果不十分な場合に限るため実質第 1 選択薬となっています．

▶オリゴ糖（ラクツロース）が向いている方は？

肝疾患，甘いのが嫌いではない，腹部膨満，腹痛がない

　ラクツロースは，糖類下剤で合成二糖類（オリゴ糖）です．米国では推奨度 A となっており，日本でも慢性便秘症に保険収載されました．FODMAP の O でもわかる通り，代謝されにくく高浸透圧となるため，内服後 1〜2 日で下剤効果が発揮されます．消化器症状の出現が心配されましたが，新規の結晶ラクツロースゼリー製剤（ラグノス®NF 経口ゼリー）は乳糖の含有が少なく，国内の臨床試験での腹部膨満感の出現率は 2% 程度で，甘さが気になるほどでもありません．4 包で薬価 180 円程度です．

▶ポリエチレングリコールが向いている方は？

高齢者，腎・心機能障害でも安全で，腹部不快感・腹痛がなく液体に溶いて飲みたい場合

　　　ポリエチレングリコール（モビコール®）は，浸透圧効果により腸管内の水分量を増加させ下剤効果を発揮させます．ラクツロースよりも有効性が高く，長期の安全性も確認されており，米国でも日本でも推奨度 A となっています．平均 3 包が必要で，薬価は 3 包で約 250 円であり，他の便秘症治療薬で効果不十分な場合にのみ使用することになっています（小児はその限りではない）．液体に溶いて飲むか，粉を口に含んで，水分で飲みほしますが，塩味がキツイ場合は果物ジュースで飲むよう指導します．

▶エロビキシバットが向いている方は？

直腸の低感受性が疑われ，腹痛のない場合

　　　エロビキシバット（グーフィス®）は，回腸末端部の上皮細胞にある胆汁酸トランスポーターを阻害して胆汁酸の再吸収を抑制し，大腸に流入する胆汁酸を増加させ，水分分泌，消化管運動促進を起こし，下剤効果が発現します．直腸が胆汁酸で刺激されると感受性が向上することが知られており，エロビキシバットによっても直腸の感受性が改善することが期待されています．1 錠約 106 円で 3 錠まで使用でき，他の便秘症治療薬で効果不十分な場合にのみ使用します．

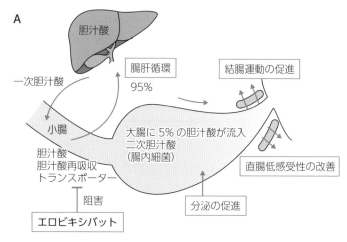

図 2-10A　エロビキシバットの作用機序

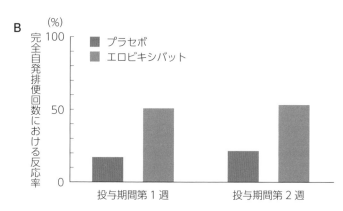

図 2-10B　慢性便秘症に対するエロビキシバットの効果
(医薬品インタビューフォームより改変)

▶刺激性下剤の使い方は？

▌屯用，短期間の使用とする

　　　刺激性下剤（大黄を含む漢方薬も含む）には，アントラキノン系（大黄の主成分であるセンノシド，アロエなど）とジフェニール系（ビサコジル，ピコスルファートなど）があります．内服時には活性がありませんが腸管内で活性体となり，大腸の筋層間神経叢に作用して蠕動運動を促進し，腸管からの水分吸収を抑制します．日本では，アントラキノン系が多用されていますが比較試験が存在していません．海外ではジフェニール系が使用され，比較試験により比較的短期の効果と安全性が報告されています．米国でも，日本でも，刺激性下剤は屯用または短期間の使用が勧められています．刺激性下剤の連用により耐性が出現します．便秘自体は大腸がんの危険因子ではないとされるものの，週に 2 回以上下剤を内服すると，大腸がんのリスクが約 3 倍という報告があり，注意が必要です．

▶漢方薬の下剤は？

▌大黄を含む下剤は刺激性下剤と考える．桂枝加芍薬湯，大建中湯は大黄を含まない

　　　下腹部症状に使用される漢方薬の重要生薬を確認すると，大黄を含む・含まないで分類できます（表 2-5)．大黄の主成分はセンノシドであり，屯用，短期間投与が望まれます（漢方専門医は，大黄を含む方剤を漫然とは投与されないとのこと）．一方，大黄を含まない下剤として使用される漢方薬には桂枝加芍薬湯と大建中湯があります．桂枝加芍薬湯に含まれる芍薬には鎮痛・鎮痙作用があり，甘草には抗炎症作用があります［甘草による偽性アルドステロン症（低カリウム血症）には注意］．大建中湯に含まれる山椒にはワサビ受容体 TRPA1 を活性化し，消化管運動亢進作用があります．いずれにも便秘症に伴う腹部膨満感・腹痛の改善効果があります．

表 2-5　漢方薬の下剤

処方名	重要生薬（g）			
	大黄	芍薬	山椒	甘草
大黄甘草湯	4	―	―	2
潤腸湯	2	―	―	1.5
麻子仁丸	4	2	―	―
桂枝加芍薬湯	―	6	―	2
大建中湯	―	―	2	―
薬理作用等	瀉下	鎮痛・鎮痙	消化管運動亢進作用（TRPA1 活性化）	抗炎症，低カリウム注意

▶下剤の使い分けを表にしたらどうなるか？

▌表 2-6 のようになる

表 2-6　下剤の使い分け

効果	便回数減少型	排便困難型	腹痛	副作用	1 日薬価（2019 年 10 月時点）
マグネシウム剤	○	△	×	腎障害で高 Mg	22.4円 / 2.0g
ポリエチレングリコール剤	○	△	×		平均 3 包・251.7 円（83.9円 / 包，6 包まで）
ラクツロースゼリー	○	○？	××	ガラクトース，腹満	45.5円 / 包（4 包・182.0 円）
刺激性下剤	△（屯用）	△（屯用）	××	腹痛，耐性	安価
ルビプロストン	○	○？	△	嘔気，妊婦禁	246円 / 48μg 123円 / 24μg 61.5円 / 12μg
リナクロチド	○	○？	○	下痢	179.8円 / 0.5mg 89.9円 / 0.25mg
エロビキシバット	○	○	××	腹痛	105.8 円〜 317.4円 / 0.5〜1.5mg

　腹痛・腹部不快感（便秘型過敏性腸症候群）があれば，中年女性はリナクロチド，高齢者（特に男性）はルビプロストン，漢方も選択肢となります．なければ，年齢，腎・心・肝機能，費用，排便困難，剤型の好みを勘案します．他剤で効果不十分の場合しか使用できない薬剤があります（図 2-11，2-12）．

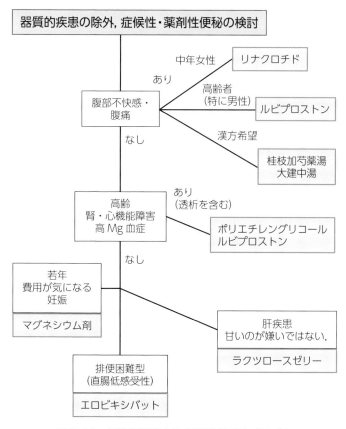

図 2-11　慢性便秘症の治療薬選択アルゴリズム

▶下剤の使い分けを患者イメージにしたらどうなるか？

▌図 2-12 のようになる

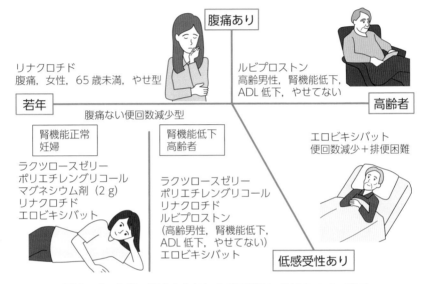

図 2-12　年齢・腹痛の有無による下剤使い分けのイメージ図

▶国内の便秘専門施設は？

▌一覧表を参考にする

　　病院検索サイトスクエル（https://scuel.me/）で，便秘専門外来を検索したところ（2019 年 4 月 21 日）42 件ヒットしました．一般病・医院は網羅しているようです．大腸通過時間，排便造影などの検査や，バイオフィードバック療法を実施している施設が便秘専門病院と考えられます．医中誌でバイオフィードバック療法を報告している施設は，指扇病院，健康会くにもと病院などがあります．また，便秘に対する外科手術（例えば，直腸瘤）を報告している施設は，自治医科大学，滋賀医科大学，藤田医科大学，亀田メ

ディカルセンター，大腸肛門病センターくるめ病院，大崎市民病院
などがあります．また，『かかりつけ医のための便秘・便失禁診療
Q&A』（日本医事新報社刊）に便秘専門施設リストが掲載されまし
た．

▶バイオフィードバック療法は？

▌便排出障害に有効だが保険適応がない

　　便秘症に対するバイオフィードバック療法とは，骨盤底筋協調運
動障害に起因する機能性便排出障害患者に対して，肛門筋電計や肛
門内圧計，直腸バルーンなどを用いて患者に自分自身の肛門の動き
を意識化させることによって，骨盤底筋協調運動障害を改善する一
種のリハビリ療法です．有効率70％程度とされ，メタ解析でも，
他の治療法と比較してオッズ比が3.7（95％信頼区間 2.1-6.3）で
有意に有効と報告されています．しかし，日本人を対象とした報告
はケースシリーズのみで，記載時点において保険収載されていませ
ん．

▶便秘症に対する手術は？

▌直腸脱，直腸瘤，直腸重積が原因であれば外科的治療がなされる

　　直腸脱，直腸重積，または症状を有する直腸瘤に対して腹腔鏡下
手術が施行され，便秘が改善する場合があります．直腸瘤による排
便障害に対して手術が行われた場合，術後15カ月から36カ月の
間の経過観察では，症状の治癒と改善を含めた有効率は94.4％で
した．本邦では排便障害を伴う女性の直腸瘤に対しては主に経腟的
に余剰な腟壁の切除縫合と同時に anterior levatorplasty を追加
する方法が一般的に行われています．

参考文献

1）Johanson JF, Kralstein J. Chronic constipation: a survey of the patient perspective. Aliment Pharmacol Ther. 2007; 25: 599-608.（便秘患者の最大の不満は膨満感が良くならない）

2）Chapman RW, Stanghellini V, Geraint M, et al. Randomized clinical trial: Macrogol/PEG 3350 plus electrolytes for treatment of patients with constipation associated with irritable bowel syndrome. Am J Gastroenterol. 2013; 108: 1508-15.〔便秘型過敏性腸症候群に浸透圧性下剤（ポリエチレングリコール）を投与しても便回数は増えるが，腹痛は改善しない〕

3）Takano S, Sands DR. Influence of body posture on defecation: a prospective study of "The Thinker" position. Tech Coloproctol. 2016; 20: 117-21.（"考える人姿勢"が排便困難に効果がある）

4）Modi RM, Hinton A, Pinkhas D. Implementation of a defecation posture modification device impact on bowel movement patterns in healthy subjects. J Clin Gastroenterol. 2019; 53: 216-9.（洋式トイレ用足台がいきみ，残便感，排便時間を改善）

5）Sikirov D. Comparison of straining during defecation in three positions: results and implications for human health. Dig Dis Sci. 2003; 48: 1201-5.（健常者で快便を得られるまでの時間がスクワット姿勢で改善）

6）Zutshi M, Hull TL, Bast J, et al. Female bowel function: the real story. Dis Colon Rectum. 2007; 50: 351-8.〔女性（18～80歳）のみでは，平均排便時間は5～6分であった〕

7）Modi RM, Hinton A, Pinkhas D, et al. Implementation of a defecation posture modification device impact on bowel movement patterns in healthy subjects. J Clin Gastroenterol. 2019; 53: 216-9.（便秘者も含む研修医等52人が洋式トイレ用足台の使用でいきみ，残便感，排便にかかる時間を改善させた研究）

8）中島　淳, 前田耕太郎, 編. かかりつけ医のための便秘・便失禁診療 Q&A. 東京: 日本医事新報社; 2019.（全国の便秘，便失禁専門施設リストが掲載されている）

3章 便秘の神話に切り込む

▶医師は "便秘" に詳しいか？

▎医師は便秘に詳しくない

　　　平成13年まで各医学部で最低限学修する項目が明示されておらず，便秘教育はあまりなされていなかったようです．その後，平成13年に最低限として便秘の原因，病態，診断の要点を説明できることが目標とされ，平成28年度入学生からは，治療の要点を説明できることが追加されました．平成30年度までの13年間の医師国家試験で便秘症の出題は小児の便秘（100E36，112C29），薬剤性便秘（108G58，107H6），症候性便秘（100E37），甘草を含む下剤の副作用（111I69）のみです!!　研修医時代に，指導医から「"便秘" には，マグネシウム剤とセンノシド」と教えられ，そのまま医師人生を全うすることはいたしかたないことです．

▶肥満は便秘の原因？　便秘改善したら減量するの？

▎肥満と便秘は無関係．下剤でやせるのは見かけだけ

　　　肥満が便秘症の原因であることや，減量によって便秘症が改善するなどを示す報告はありません．一方，便を出せば "減量" するかについては，減量はできるでしょう．腸内細菌の総重量は1.5〜2kgと記載しましたが，便中の水分量は80％とされるので，少なく見積もって，刺激性下剤で便を出し切れば3〜4kgは減量できることになります．

　　　しかし，あたかもやせて体型がスリムになるかのような市販薬のネーミングには踊らされないようにしたいものです．

▶便秘と性格は関連しているの？

▌うつ，不安と関連しているが，因果関係については不明である

　　　　　慢性便秘症診療ガイドラインには，「慢性便秘症患者の過半数に
うつ，不安などの心理的異常を認め，心理的異常のスコアが健康者
に比して高い」と記載されています．その結果，慢性便秘による
QOL の低下は，身体的項目よりも心理的項目に顕著に認められ，
不安およびうつ症状が，機能性便秘の患者で有意に高値を示すと報
告されています．

　　　　　便秘型過敏性腸症候群患者においても，不安およびうつ症状のレ
ベルが健常人に比べて有意に高いことが示されています．虐待の既
往がある患者において，便秘の重症度および便秘による QOL 低下
が著しいとする報告もあります．しかし，もともとの性格のため便
秘になったわけではなさそうです．

▶便秘と肌荒れは関連あるか？

▌便秘は皮脂腺疾患にほとんど影響しない

　　　　　『便秘で便が腐敗し，悪玉菌が作った有害物質が血液から皮膚に
流れ，肌荒れ・ニキビの原因になり，便通を改善すると肌荒れが改
善する（ので，美肌のため下剤飲みましょう！）』との記載を見ま
す．慢性便秘症診療と尋常性痤瘡治療ガイドライン，UpToDate
には，関連性を示す記載はなく，やっと PubMed で 1 万 3 千人の
アジア青年における皮脂腺疾患の危険因子の質問票による報告を見
つけました（表 3-1, Zhang H, et al. J Dermatol. 2008; 35: 555-
61）．便秘は皮脂腺疾患のオッズ比 1.175 と，ほとんど影響がない
ことが示されていました．"美肌のために"下剤を飲む必要はない
ようです．

表 3-1　多変量ロジスティック回帰分析における
　　　　皮脂腺疾患の危険因子

危険因子	オッズ比	信頼区間
1.　年齢	1.109	1.083-1.136
2.　在住期間	1.025	1.014-1.036
3.　口臭	1.251	1.153-1.370
4.　胃の逆流	1.138	1.037-1.249
5.　腹部膨満感	1.367	1.255-1.489
6.　便秘	1.175	1.080-1.279
7.　菓子の摂取	1.111	1.006-1.227
8.　チリの摂取	1.222	1.099-1.358
9.　にきび家族歴	2.190	1.986-2.414
10.　夜更かし	1.144	1.038-1.259
11.　過度の腋毛	1.403	1.234-1.594
12.　体毛	1.168	1.028-1.326
13.　乳輪体毛	1.419	1.233-1.632
14.　不安	1.597	1.517-1.687

▶便秘とおならの関係は？

▌臭いで腸内細菌のバランスの崩れがわかるかもしれない

　　吸い込んだ空気と，腸内細菌が不溶性食物繊維などを分解した際に発生したガスが混ざり，腸管から吸収されなかった 1L が分割して，肛門から放出されたガスがおならの正体です．便は，ガスに挟まれて存在しているため，快便のためには排ガスが必要です．乳酸菌などによって水素やメタンのガスが多量に発生しますが，これは無臭です．ウェルシュ菌などが蛋白質を分解して発生する硫化水素など，メタン生成古細菌が産生するメタン，インドール，スカトール，酪酸などが強い臭いの原因となるのです．他人からオナラの臭いを指摘される場合は，乳酸菌や，そのエサのオリゴ糖を摂取してみると良いかもしれません．

▶呼吸を調整したらよい？

▍呼吸を調整すると排便困難や，腹痛に効果がある可能性がある

　　「呼吸を整えると便秘が改善する」とのことで，根拠を求めて検索しました．"呼吸を整える治療"を見つけることができず，一番近い概念として，ヨガで検索してみたところ，ヨガが排便困難（Dolk A, et al. Int J Colorectal Dis. 1991; 6: 139-42）や青年過敏性腸症候群症状に効果があったという報告（Evans S, et al. J Pediatr Gastroenterol Nutr. 2014; 59: 244-53）は見つけることができました．

▶お腹を冷やしたらダメ？　その分子機構は？

▍腸が低温になると，異常な強い収縮を起こす

　　手術で摘出したヒトの結腸の正常部分の自発的収縮を，温度を変えて観察した研究では，体温の37℃で安定した収縮を認め（0.02 Hz）（50秒に1回収縮），腸収縮を起こすアセチルコリンで20～30％の収縮が見られました．そこから31℃まで低下させると，より高い収縮が観察され，アセチルコリンで40～70％もの強い収縮が発生しました．腸が冷えると，強い攣縮（スパズム）が起こり，逆に便通が悪くなる可能性があります．38～40℃のお湯で半身浴を行ったり，30分程度の汗をかく程度の運動を行ったり，インナーマッスルの訓練をするのは，体温を上昇させ，"腸温"を適度に保つうえで有効かもしれません．また，低気温地域では，下剤処方率が高いのも，もしかしたら"腸温"が低いからなのかもしれません（図3-1）．

刺激性下剤

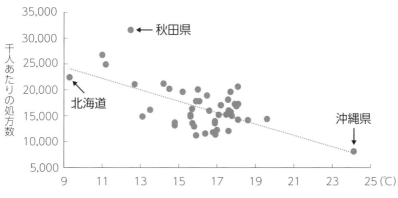

図 3-1　県別の平均気温と人口あたりの刺激性下剤の処方数の関係

▶便秘は遺伝するの？

▌遺伝しない

　　　　ヒルシュスプルング病は，肛門から連続する無神経節腸管のため
生後数日の間に機能性の腸閉塞症状で発見される先天性疾患で，症
候性便秘の原因となります．同病の原因遺伝子としてすでに10種
類以上が同定されています．全結腸異常の症例に関しては家族発生
例が認められますが，多くはいまなお原因不明です．この疾患を有
する患者において同定された1つの遺伝的欠陥は，RETがん原遺
伝子における不活性化変異で，もう1つはエンドセリンB受容体
の突然変異です．それ以外は知られておらず，環境生活因子が一緒
だから，と説明されています．

▶ストレスで便秘は悪くなるの？

▌便秘自体には変化はなくとも，便秘に伴う腹部症状が増強される

　　　　ストレス（精神的負担とでも言いますか）自体が排便回数減少

や，排便困難感を増悪させたとする報告はありません．一方で，ストレスがかかっている生活では，食物繊維の摂取量が減り，排便を我慢してしまい，運動する時間もとれないことが，結果として，便秘に繋がるのかもしれません．

　便秘型過敏性腸症候群患者は，生活の中でストレスを感じ，不安，うつ，恐怖を訴える頻度が多いとされます．つまり，もともとストレスを感じやすい人が，排便に伴う腹痛や腹部不快を感じやすく，便秘型過敏性腸症候群と診断されやすいとも言えるのです．

　また最近，過敏性腸症候群と虐待の間の関連が報告されています．高ストレス下では，室傍核からコルチコトロピン放出ホルモンが放出され，その受容体シグナル伝達系における過剰活性と，腸管運動を過剰にさせているとされます．小児虐待は一生腹部症状に影響を与えることを考えると，消化器医は小児虐待予防にも取り組まないといけないのかもしれません．

▶宿便って？

▌医学用語としての宿便と，巷で言われている宿便は別

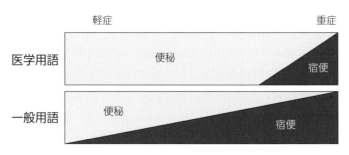

図 3-2　宿便の医学用語と一般用語との違い

　宿便とは，腸壁にこびり付いている老廃物で，何カ月あるいは何年ものあいだ動かくなった便のことで，毒素を発生し，血液を通し

て病気を引き起こすため浣腸や腸管洗浄が必要との記載を見つけますが，一方で，前処置のない大腸内視鏡検査も数多く行ってきましたが，便が残っていたとしても腸壁にこびり付いているような便は見たことがありません（大腸憩室内の便は別として）．しかし，確かに，高度過ぎる便秘のため，大腸に穴が開いてしまう宿便性大腸穿孔の報告はあるので，宿便という医学用語はあります．おそらく図3-2のようなイメージではないでしょうか．

▶ "下剤依存症" とは？

▌下剤乱用はあるが，"下剤依存症" の概念ははっきりしない

　　刺激性下剤の内服で問題になる状態は2つあります．1つは，乱用（abuse）で，摂食障害患者が無茶食いした後に，嘔吐や下剤を内服するもので，比較的詳細に報告されています（電解質や酸塩基平衡に異常をきたすものの体重減少にはつながらない）．もう1つは，毎日内服することで，効果が減弱し，錠数が増加し続ける状態です〔一般書やメディアで "下剤依存症（dependency）" と記載される〕．しかし，PubMedで検索してみましたが，"laxative dependency" では1遍もヒットしませんでした．欧米では，センノシドや大黄は慢性便秘には適応外とされ，アロエは有毒植物に指定されており，刺激性下剤を毎日内服してきた日本特有の概念のようです．

参考文献
1) medu4 https://medu4.com/（2019/5/25アクセス）（国家試験予備校サイト）
2) 日本皮膚科学会，編. 尋常性痤瘡治療ガイドライン2017.（ニキビのガイドラインには，便秘の記載はまったくない）
3) Zhang H, Liao W, Chao W, et al. Risk factors for sebaceous gland diseases and their relationship to gastrointestinal dysfunction in

Han adolescents. J Dermatol. 2008; 35: 555-61. (便秘は皮脂腺疾患のオッズ比 1.175 と, ほとんど影響がない)

4）Dolk A, Holmström B, Johansson C, et al. The effect of yoga on puborectalis paradox. Int J Colorectal Dis. 1991; 6: 139-42. (ヨガが排便困難に効果あり)

5）Evans S, Lung KC, Seidman LC, et al. Iyengar yoga for adolescents and young adults with irritable bowel syndrome. J Pediatr Gastroenterol Nutr. 2014; 59: 244-53. (青年過敏性腸症候群症状に効果があったという報告)

6）Altomare A, Gizzi A, Guarino MP, et al. Experimental evidence and mathematical modeling of thermal effects on human colonic smooth muscle contractility. Am J Physiol Gastrointest Liver Physiol. 2014; 307: G77-88. (単離ヒト結腸を冷やすと大きな攣縮が見られる)

7）Kanuri N, Cassell B, Bruce SE, et al. The impact of abuse and mood on bowel symptoms and health-related quality of life in irritable bowel syndrome (IBS). Neurogastroenterol Motil. 2016; 28: 1508-17. (虐待と過敏性腸症候群症状の関連の報告)

8）Chung EK, Zhang X, Li Z, et al. Neonatal maternal separation enhances central sensitivity to noxious colorectal distention in rat. Brain Res. 2007; 1153: 68-77. (ストレスにより直腸伸展の感受性が上昇したラットでの結果)

9）池端昭慶, 山本聖一郎, 永瀬剛司, 他. 宿便性横行結腸穿孔の2例. 日本大腸肛門病会誌. 2017; 70: 522-6. (医学的には穿孔を起こすぐらいの便秘を宿便と呼ぶ)

10）Roerig JL, Steffen KJ, Mitchell JE, et al. Laxative abuse epidemiology, diagnosis and management. Drugs. 2010; 70: 1487-503. (下剤の "乱用" についてまとめられている)

11）Heizer WD, Warshaw AL, Waldmann TA, et al. Protein-losing gastroenteropathy and malabsorption associated with factitious diarrhea. Ann Intern Med. 1968; 68: 839-52. (下剤の "乱用" の報告は古くからなされている)

12）Food supplements with whole-leaf Aloe preparations containing anthranoids are associated with health risks. BfR Opinion No. 032/2017 of 2 November 2017. http://www.bfr.bund.de/cm/349/food-supplements-with-whole-leaf-aloe-preparations-containing-anthranoids-are-associated-with-health-risks.pdf (2019/5/25 アクセス) (アロエは有毒植物として捉えられている)

4章 ケーススタディ

●症例1 45歳, 女性

経過: 1年前より, 排便に伴う下腹部痛と硬便を自覚していた. 食物繊維を積極的に摂取し, 市販の下剤を内服するようにしたら, 排便はあるが腹痛はむしろ増強したため, 受診した. 他剤の内服や, 他の症状はない. 大腸がん検診は毎年受けており, 今年も便潜血陰性であった.

診断, 治療方針を考えてみましょう.

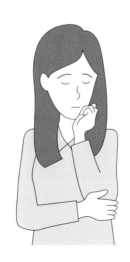

　大腸がん検診は受けており，薬剤性，症候性の二次性便秘を疑う情報はなく，生活に支障が出る程度の腹痛，あるいは腹部不快感が長期にあり，排便と関連しており，便回数減少，硬便や排便困難があれば，便秘型過敏性腸症候群と捉えてもよいでしょう．

　患者-医師関係を形成し，生活指導として，朝食を楽しみ，排便姿勢と汗をかく程度の運動の指導を行います．食事指導としては，食物繊維は水溶性食物繊維を優先的に摂取し（表2-2，32頁），FODMAP（Fermentable 発酵，Oligosaccharides オリゴ糖，Disaccharides 二糖類，Monosaccharides 単糖類，And Polyols ポリオール）を制限します（表2-1，31頁）．具体的には，大麦，りんご，カリフラワーなどは避けた方がよいかもしれません．便秘型過敏性腸症候群では，食事指導が他の便秘症と真逆です．キウイも効果的です（図2-3，34頁）．

　安易に浸透圧性下剤を使用すると，便回数は増加するものの下腹部痛は改善しない可能性が高いです（図2-1，25頁）．高分子重合体の反応が乏しい場合は，便秘だけでなく，腹部不快感も改善するリナクロチド（リンゼス®）がお勧めです．9.2%に下痢の副作用があることに注意が必要です（図2-5A，37頁）．

　便秘型過敏性腸症候群には，ビフィズス菌や乳酸菌の内服は効果があります．アントラキノン系下剤の常用は避けます．それでも改善ない場合は，次の段階に進みます（図2-4，36頁）．

●症例 2　75 歳，男性

糖尿病，高血圧，便秘症で近医通院中であったが，最近下
剤の反応が悪くなり，1 週間に 1 度硬便が出るのみとなっ
た．
ブリストル便形状スケール 2（硬便）．腹痛はなし．
Cre 1.4mg／dL（GFR 49mL／min／1.73m^2）
食物繊維は十分摂取している．
現在の下剤: センノシド 3 錠／日・毎日眠前

診断，治療方針を考えてみましょう．

便形状

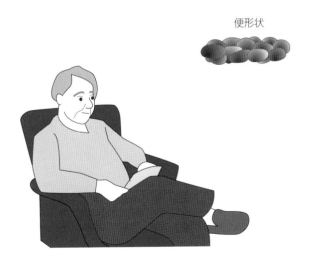

　大腸がんなどの器質的便秘，例えば高血圧に対する Ca 拮抗薬による薬剤性便秘，パーキンソン病，多発性硬化症などの症状がないかも確認します．Ca 拮抗薬を ARB に変更するだけで改善するかもしれません．便回数が少なく，硬便であり，一方，腹痛，腹部不快感はないため便回数減少型便秘と考えられます．食物繊維は十分摂取しており，高齢でもあるので，結腸移動遅延型と推定されます．その場合の食事指導は，食物繊維のなかでも水溶性食物繊維を積極的に摂取し，洋式トイレ用足台を勧めます〔図 2-8（42 頁），表 2-3（33 頁）〕．

　ブリストルスケール 4 を目指します．高齢であり，GFR も低下しており，マグネシウム剤は投与しにくいです．定期処方されているセンノシド 3 錠を屯用とし，体格のよい高齢男性では嘔気がでにくく，腎機能に良い効果がありえる，ルビプロストンが勧められます．甘いのが嫌いでない場合は，オリゴ糖であるラクツロース（ラグノス®NF 経口ゼリー）が，水に溶いて飲みたいという希望があれば，ポリエチレングリコール（モビコール®）が向いています．反応が弱い場合はエロビキシバット（グーフィス®）も試みることも可能です（図 2-11，49 頁）．

　もちろん，薬剤費を極力抑えたい場合は，マグネシウム値は適宜測定しながら，少量のマグネシウム剤を選択する場合もあるでしょう．

JCOPY 498-14050

●症例3　26歳，女性（新婚）

便秘症で市販の下剤を定期内服しているが，最近毎日少量
の排便はあるものの，硬く，排便に 30 分を要し，しかも
残便感が続くようになった.
ブリストル便形状スケール 1（硬便）．腹痛はなし.
Cre 0.8mg／dL（GFR 102mL／min／1.73m^2）
食物繊維は十分摂取している.
現在の下剤: 市販の刺激性下剤 5 錠／日・毎日眠前

診断，治療方針を考えてみましょう.

便形状

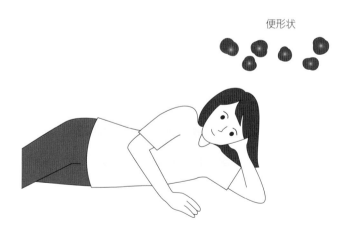

　器質的，薬剤性，症候性便秘の可能性は低そうですが，腹痛はなく，排便困難，残便感が強く，便排出障害型（＞便回数減少型）に分類されます．

　医師-患者関係が形成されてからでも，念のため，減量のために下剤を内服していないか確認が必要です．毎日刺激性下剤を内服し続けたがために，効果が減弱したのかもしれません．時間が許せば，看護師さんの陪席のうえ，直腸診を行い，直腸内に残便がないか，腹圧をかけた時に，ちゃんと括約筋が弛緩するか確認します．

　食物繊維は十分摂取しているようですが，不溶性食物繊維の摂り過ぎは避けた方がよいでしょう．洋式トイレ用足台も勧めます．

　ブリストルスケール4を目指すとして，若年，女性，合併症なしですが妊娠する可能性はあり，ルビプロストンは避けて，安価なマグネシウム剤が第1選択となるでしょう．定期処方していたコーラックは屯用とし，朝食を美味しく食べる，排便やゆったりとした呼吸を行うための時間を作るなど生活指導をしながら，気長に腸の感受性が改善するのを待ちましょう．腹満感や腹痛に注意をしながら，ラクツロース（ラグノス®NF経口ゼリー），エロビキシバット（グーフィス®）を試みてもよいでしょう．

●ロールプレイ

- 最後に，初診便秘患者の対応をして実力がついたか確認します．
- 68～69頁をコピーして，患者を演じる友人に手渡します．
- メモ帳を準備して，外来医さながらに，病歴聴取を行ったあと，必要になる身体所見を述べ，その結果から，治療方針を記載します．
- 70頁の対応例も参考に，対応を振り返ってみましょう．

> 患者さん　34歳，女性　氏名　山田勝子さん（仮名）

メモ帳

病歴

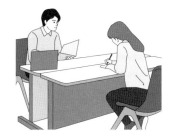

必要な診察と検査

治療方針

●患者を演じる方への説明

患者さん役を引き受けてくださり，ありがとうございます．

- あなたの役割は，便秘のため外来を受診した，34歳女性の山田勝子さん（仮名）を演じることです．
- 医師役が要求した病歴を伝え医師役が要求した身体所見のみを伝えます．
- 伝えた病歴と身体所見にチェック☑を入れます．
- 終了後，チェックリストを参考に振り返ります．

●シナリオ

病歴聴取・聴取した項目に☑を入れてください．

生活　　　□朝排便の時間がとれない
　　　　　□1年前に結婚，子供を希望している

検診　　　□会社の大腸がん検診で2年前に全大腸鏡を受けて異常なし

食事習慣　□食物繊維摂取不足あり

経過　　　□5年前ぐらいから　□以下の症状が2年ぐらい持続
　　　　　□徐々に増えて，市販の刺激性下剤5錠／日内服

症状　　　□排便回数1〜2回／週　□いきみなし　□便は硬い
　　　　　□残便感がある　□腹痛／不快感なし　□直腸肛門の閉塞感ない
　　　　　□排便時の用手の必要性なし　□血便なし　□倦怠感なし
　　　　　□下剤未使用時には軟便なし　□便形状は変化なし
　　　　　□寒がりではない

既往歴　　□骨粗しょう症なし　□心機能障害なし　□腎機能障害なし
　　　　　□腸閉塞歴なし　□肝機能障害なし　□妊娠の可能性なし

常用薬　　□活性型ビタミン D$_3$ 製剤，ビスホスホネート，PPI なし
　　　　　□向精神薬，抗コリン薬，オピオイド系薬，降圧薬なし

その他　　□アレルギーなし　□会社員（サービス業）
　　　　　□大腸がんの家族歴なし

（身体所見は次頁）

【身体所見】

バイタルサイン	□正常範囲内
甲状腺の触診	□甲状腺腫なし
胸部聴診	□特記事項なし
浮腫	□なし
腹部	□平坦，腸蠕動音生理的，軟，圧痛なし
深部腱反射	□正常範囲内
直腸指診	□直腸内に残便なし
	□力ませると弛緩する

【検査】

血算	□正常範囲内
生化学	□肝腎機能含め正常範囲
甲状腺機能	□正常範囲内
心電図	□正常範囲内
胸腹部 X 線	□正常範囲内
（全大腸鏡内視鏡	□特記事項なし）

●対応例

　34歳，女性の山田勝子さん（仮名）が5年前から続く，排便回数減少，硬便，残便感の解消のため受診されました．腹痛，不快感がないことは確認できたため，便秘型過敏性腸症候群ではなく，便秘症（便回数減少型＞排便困難型）だと判断されます．直腸指診の結果からも，骨盤底筋協調運動障害はなさそうです．二次性便秘の検討として，大腸がんの可能性，薬剤性便秘，甲状腺機能低下症などの症候性の便秘の可能性が低いことは聴取できましたでしょうか．生活指導として，食物繊維摂取不足があり，便回数減少型が主のようなので，水溶性食物繊維の摂取と水分摂取を勧めます．結腸移動速度が正常であれば，不溶性食物繊維も便の移動に効果的であるため，腹痛や，不快感が出ない範囲で摂取を勧めます．また，もし，運動をする嗜好のある方であれば，30分程度の汗をかく程度の運動を週数回お勧めしてもよいでしょう．

　薬物療法を選択する上で，マグネシウム剤と相互作用があり得る，ビスホスホネート，活性型ビタミン D_3 製剤，PPIなどの内服や，いくつかの下剤で投与注意である心不全，肝腎機能低下を疑う情報を十分収集できましたでしょうか．本症例では，甲状腺ホルモン検査，胸腹部 X 線，心電図，全大腸鏡内視鏡検査は必ずしも必要ではないかもしれません．

　薬物療法の選択としては，プロバイオティクス，塩類下剤（マグネシウム剤など）が安価でよいかもしれませんが，定期的なマグネシウム測定は必要とされています．酸化マグネシウム1～2g就寝前1回または毎食後分服でよいでしょう．ルビプロストンは，特に若い女性は嘔気が出現しやすく，本症例では妊娠の可能性もあり，避ける方が無難です．効果が今一つであれば，リナクロチド，ラクツロースゼリー，ポリエチレングリコール，エロビキシバットも嗜好，副作用，費用も勘案し試してみてもよいでしょう．

　長期にわたる刺激性下剤連用の影響がとれて，下剤の内服の頻度が減少する可能性もあります．

　ポイントとしては，便回数が少なく，残便感があるために仕事を休んでまで受診されているので，大腸刺激性下剤（センノシド，ピコスルファート，大黄を含む漢方薬など）も合わせて屯用として処方し，3 日間出ない場合は内服するように指導し，患者の期待を裏切らないことが重要です．

*ケーススタディ，ロールプレイと同じような症例でも，すべて治療が成功
　することは保証されないことはご了承ください．

おわりに

　便秘の国際常識から取り残されガラパゴス化した日本の便秘診療のなかに，「慢性便秘診療ガイドライン 2017」の発刊と，多数の新薬の保険収載が続き，混乱を極める日本の便秘診療を整理できる情報提供となったのか，はたまたさらに混乱させたのかは，読者の皆さんの判断にゆだねるしかありません．

　便秘症の根治を目指し，最後に 3 つの話題を追記します．

▶壮年女性の便秘の原因: 黄体ホルモン，どこまでわかってるの？
▌まだ，十分にはわかっていない

　排卵後の卵胞が黄体に変化するとプロゲステロンが分泌されますが，この時期が便秘になりやすく，2005 年に研究が始まりました．プロゲステロン受容体が腸内内容物搬送運動を抑制する作用を持つとされ，その結果，大腸で水分吸収が増え硬くなるのです．

　結腸移動遅延型便秘患者の結腸は，プロゲステロン受容体が S 状結腸，固有筋外層で増加しているそうです．また，結腸上皮にも受容体が増加しプロゲステロン投与で便秘になるそうです．一方で，マウスではエストロゲン投与の方が，より便秘になったという報告もあり，まだ，十分にはわかっていません．

▶なぜ高齢者で便秘が増えるのか？
▌複合的に腸が動かなくなるから

　過敏性腸症候群は過敏，排便困難型便秘は鈍感と書きました．過敏性腸症候群は 50 歳未満で多く，50 歳を超えて減少します．女性が男性よりも便秘優位の過敏性腸症候群が多いのは上記の性ホル

モンの影響かもしれません．一方，便秘は性ホルモンの影響がある
壮年期の女性を除くと50歳を超えて増加し続けます（図1-4，10
頁）．過敏だった腸が高齢になるにつれて鈍感になっていくように
見えます．実際，高齢者は腸管神経の変化が起き，直腸の感受性が
下がります．併存疾患も増え（薬剤性便秘の可能性も），運動量が
減り，食物繊維の摂取量も変化し，体温も下がり，腸内細菌が変化
することも関与しているかもしれません．また，便秘による神経疾
患の発症の可能性もあります．

▶直腸で便を感じる分子機構，なぜ感じなくなる？
▌伸展受容体と ATP 放出・受容に異常があるのかもしれない

　4頁で，「直腸で便の圧を感じ，便意を感じる」と記載しました
が〔図1-1B（6頁），1-7A，B（19，20頁）〕，腸管で圧はどう感
じているのでしょうか．上皮に伸展刺激を加えると刺激でイオン
チャネル型受容体（TRPV4 トリップブイフォー）が活性化し，上
皮からアデノシン三リン酸（ATP）が放出され神経の ATP 受容体
を刺激し伝達されます．興味深いことに，この受容体は，体温程度
の温度（34℃以上）でも活性化されるという特徴があります．寒
冷地で刺激性下剤がよく処方されていたり（図3-1，57頁），摘出
ヒト結腸を37℃から31℃に下げるだけで，異常収縮が出現するこ
となどからも，この部分の異常が原因ではないかと考えています．
逆に，便意を感じにくくても直腸まで便が来ていれば，とりあえず
トイレに行って排便体位を取り，外肛門括約筋を弛緩させ，腹圧を
かけてみると自然と快便が得られるかもしれません．

おわりに

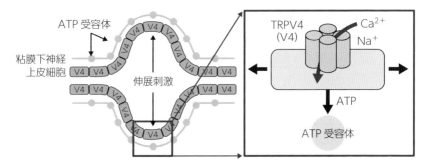

図1 消化管上皮が伸展され求心性神経線維を活性化する概念図
消化管内容物などにより消化管上皮が伸展されると，上皮細胞に発現している TRPV4（V4）が活性化して，ATP が放出される．放出された ATP は粘膜下神経上の ATP 受容体（P2X）を活性化することで，伸展刺激を求心性神経線維に伝達する．
(Precision Medicine. 2019; 2: 82-5 より改変)

　シーボルトが日本に導入し，諸外国では使用されていない安全で安価なマグネシウム剤を大切にしながら，食事，運動を含む生活指導と比較的高価な新薬を適材適所で使用することで，結果として，安価で患者満足度の高い便秘診療が展開できるために，本書が少しでも参考になったならば，この上ない幸せです．高齢化により，さらに便秘患者が増加すると予想され，根治を目指した研究が進むことを祈念して筆を置くことにします．

参考文献

1）Xiao ZL, Pricolo V, Biancani P, et al. Role of progesterone signaling in the regulation of G-protein levels in female chronic constipation. Gastroenterology. 2005; 128: 667-75. （プロゲステロンが女性の便秘にかかわっていることを示した報告）
2）Guarino M, Cheng L, Cicala M, et al. Progesterone receptors and serotonin levels in colon epithelial cells from females with slow transit constipation. Neurogastroenterol Motil. 2011; 23: 575-e210. （結腸移動遅延型便秘の結腸はプロゲステロン受容体がS状結腸で増加し

ていることを示した報告）

3）Li CP, Ling C, Biancani P, et al. Effect of progesterone on colonic motility and fecal output in mice with diarrhea. Neurogastroenterol Motil. 2012; 24: 392-e174.（下痢のマウスにプロゲステロンを投与すると便秘になることを示した報告）

4）Oh JE, Kim YW, Park SY, et al. Estrogen rather than progesterone cause constipation in both female and male mice. Korean J Physiol Pharmacol. 2013; 17: 423-6.（プロゲステロンではなくエストロゲンが便秘を起こすとの逆の報告もある）

5）Wiskur B, Greenwood-Van Meerveld B. The aging colon: the role of enteric neurodegeneration in constipation. Curr Gastroenterol Rep. 2010; 12: 507-12.（高齢便秘患者の腸管神経の変化）

6）三原 弘．消化管上皮の圧受容と慢性炎症，そして VNUT という治療標的．Precision Medicine. 2019; 2: 68-72.（消化管上皮の伸展受容体（TRPV4）の活性化による ATP 放出が新しい治療につながりうることをまとめている）

便秘の知識・実践を確認しましょう

便秘チェックリスト―解答―

1. 便秘症とは，（① 本来体外へ排出すべき糞便を十分量かつ快適）に排出できない状態で，（② 脳血管疾患）（③ QOL）（④ 労働生産性）が悪化する可能性がある．

2. 便秘症になりやすい要因として，（⑤ 高齢者）（⑥ 壮年女性）（⑦ 寒冷地在住）の3つがあげられる．

3. 便秘症は大きく分けると（⑧ 便秘型過敏性腸症候群）（⑨ 便回数減少型）（⑩ 排便困難型）の3タイプに分類される．

4. 自分が便秘だと思っている人が多い県は（⑪ 富山県）（⑫ 京都府）などで，人口に対する下剤の処方が多い県は（⑬ 秋田県）（⑭ 岩手県）などである．

5. 便秘症の分類のなかで（⑮ 便秘型過敏性腸症候群）の腸管は過敏で，（⑯ 排便困難型）の腸管は鈍感である．

6. 便秘症診療で，大事な身体所見は（⑰ 直腸指診）で，（⑱ 大腸内視鏡）検査は，必ずしも必要でない．

7. 便秘症の生活指導の有効性について，（⑲ 食事）は場合により有効，（⑳ 運動）の有効性ははっきりせず，（㉑ 排便姿勢）は有効そうである．

8. 食事指導は，便秘のタイプにより，（㉒ 不溶）性食物繊維，（㉓ 水溶）性食物繊維，（㉔ FODMAP）を考慮する．

9. 便秘型過敏性腸症候群の治療の基本は（㉕ 患者-医師関係形成）（㉖ 食事・生活指導）（㉗ プロバイオティクス・高分子重合体）（㉘ リナクロチド）である．

JCOPY 498-14050

10. 便回数減少型便秘の治療はまず，（㉙ 食物繊維）の摂取状況を確認してから，（㉚ ブリストル 4）を目指す．

11. 排便困難型便秘の治療は，まず，（㉛ ブリストル 4）を目指して，効果がなければ（㉜ エロビキシバット）（㉝ バイオフィードバック）療法を試みる．

12. マグネシウム剤の投与基準は（㉞ 2）g までで，eGFR が（㉟ 60mL/min/1.73m^2）まで安全に投与できるが，（㊱ 血清マグネシウム）の測定が必要である．

13. オリゴ糖（ラクツロース）は（㊲ 甘さ）と（㊳ 膨満感），ルビプロストンは（㊴ 嘔気）と（㊵ 妊娠）に注意する．

14. ポリエチレングリコールで腹痛は改善（㊶ せず），問題になるのは（㊷ 錠剤）ではないということと（㊸ 高価）なことである．

15. エロビキシバットの他剤にはない特徴として（㊹ 直腸感受性改善）の可能性があることだが，有害事象として（㊺ 腹痛）に気を付ける必要がある．

16. 刺激性下剤の使い方は，（㊻ 屯用または短期間投与）が基本であり，漢方薬の下剤は（㊼ 大黄）を含むか含まないかで分けられる．

17. 下剤の使い分けは，（㊽ 腹部不快感，腹痛の有無）（㊾ 年齢・基礎疾患）（㊿ 嗜好）を参考に決定する．

1 問＝1 点 /50 点満点

●あなたは何点でしたか？

① 0〜20 点　　ビギナー
② 21〜35 点　アマチュア
③ 36〜45 点　エキスパート
④ 46〜満点　プロフェッション

索 引

著者略歴

みはら ひろし
三原 弘

2002 年 富山医科薬科大学医学科卒業，内科学第三講座（消化器内科）入局
2008 年 生理学研究所・岡崎統合バイオサイエンスセンター細胞生理研究部門に国内留学
2012 年 急性腹症診療ガイドライン作成委員
2014 年 慢性便秘症診療ガイドライン作成委員
2015 年 富山大学医学部医学教育センター（現・医師キャリアパス創造センター）助教
2018 年 内科学会専門医部会全人的医療ワーキンググループ委員，
機能性ディスペプシア診療ガイドライン（改訂）作成委員
2019 年 日本医学教育学会認定医学教育専門家，富山大学附属病院消化器内科診療講師，
日本内科学会専門医部会北陸支部部会長

うんこのつまらない話（はなし）　　　　　　　　　　　ⓒ

発　行　　2020 年 1 月 10 日　　1 版 1 刷
　　　　　2020 年 3 月 10 日　　1 版 2 刷

著　者　　三　原　　　弘
　　　　　み　はら　　　ひろし

発行者　　株式会社　中 外 医 学 社
　　　　　代表取締役　青　木　　　滋

　　　　　〒 162-0805　東京都新宿区矢来町 62
　　　　　電　　話　　(03) 3268-2701 (代)
　　　　　振替口座　　00190-1-98814 番

印刷・製本 / 三和印刷(株)　　　　＜ MM・YT ＞
ISBN978-4-498-14050-9　　　　Printed in Japan